无痛分娩
实践指南

■主编
[日]村越 毅

■著
[日]入驹慎吾

■译
吴斌 李珣

中国纺织出版社有限公司

图书在版编目（CIP）数据

无痛分娩实践指南 /（日）村越毅主编；（日）入驹慎吾著；吴斌，李珣译 . -- 北京：中国纺织出版社有限公司，2020.7

ISBN 978-7-5180-7193-7

Ⅰ . ①无… Ⅱ . ①村…②入…③吴…④李… Ⅲ . ①分娩 – 指南 Ⅳ . ① R714.3-62

中国版本图书馆 CIP 数据核字（2020）第 033415 号

原文书名：図表でわかる 無痛分娩プラクティスガイド
原作者名：村越毅 編集；入駒慎吾 著
ZUHYO DE WAKARU MUTSUBUNBEN PRACTICE GUIDE
© SHINGO IRIKOMA / TAKESHI MURAKOSHI 2018
Originally published in Japan in 2018 by MEDICAL VIEW CO., LTD.
Chinese（Simplified Character only） translation rights arranged with
MEDICAL VIEW CO., LTD. through TOHAN CORPORATION, TOKYO
本书中文简体版经 MEDICAL VIEW CO., LTD. 授权，由中国纺织出版社有限公司独家出版发行。
本书内容未经出版者书面许可，不得以任何方式或任何手段复制、转载或刊登。
著作权合同登记号：图字：01-2019-7924

责任编辑：傅保娣　　责任校对：寇晨晨　　责任印制：王艳丽

中国纺织出版社有限公司出版发行
地址：北京市朝阳区百子湾东里 A407 号楼　邮政编码：100124
销售电话：010—67004422　传真：010—87155801
http://www.c-textilep.com
中国纺织出版社天猫旗舰店
官方微博 http://weibo.com/2119887771
北京华联印刷有限公司印刷　各地新华书店经销
2020 年 7 月第 1 版第 1 次印刷
开本：787×1092　1/16　印张：8.5
字数：146 千字　定价：68.00 元

凡购本书，如有缺页、倒页、脱页，由本社图书营销中心调换

发刊寄语

至此，入驹慎吾先生终于决定要刊行《无痛分娩实践指南》这本书了。入驹慎吾现在是一名临床一线的麻醉医师，尤其是在产科麻醉领域作为一名特殊医师表现极为突出，他是日本新一代产科麻醉医生的希望。

无痛分娩在产科麻醉和产科医疗中都是一个很重要的课题。现今，既有麻醉医生施行无痛分娩的医疗设施，也有产科医生施行麻醉分娩的医疗设施。因为麻醉医生和产科医生在手术时的视角各不相同，有时很难对两者之间的观念进行调整。但入驹慎吾既是妇产科医生又是麻醉科医生，是一位特别的能够把两种观点融合在一起进行无痛分娩的非常少有的医生。他把临床所有相关无痛分娩的知识点简单易懂地归纳到了本书中。

对于无痛分娩，刚开始大家只是一味地称赞这是一种最理想的无痛生产，在真的出现与无痛分娩相关的医疗事故报道后，舆论又开始一边倒地认为无痛分娩是一种非常危险的生产方式。无痛分娩虽然需要进行麻醉，但只要方法得当，实际上是非常安全的。当下我们急需对无痛分娩有清晰正确的认识，而本书则是辅助进行安全无痛分娩的实践指南手册。

入驹慎吾大学毕业后，进入妇产科教室学习，在妇产科研修完毕后又进入麻醉科、新生儿重症监护室（NICU）进行研修，有妇产科医生的工作经验。他作为妇产科医生工作了8年，然后转至麻醉科一直工作到现在。我曾在国立成育医疗研究中心与入驹慎吾共同工作了大约一年半的时间。他是一位"值得信赖的产科麻醉医生""能够理解妇产科医生立场的麻醉医生"。只要他在，我就能安心地进行分娩介助及手术。

如上所述，入驹慎吾工作经验丰富，从诊所至国立医疗中心都有他的工作身影。他内心常怀"提高日本的无痛分娩的安全性"的抱负，把自己的经验及想法凝聚在了本书中。本书采用简单易懂的方式记载了无痛分娩实际操作中将会面临的各种安全问题。不仅在每一章的开头列出要点，书中的图表也让人一目了然。可谓集无痛分娩知识精华于一身。

本书除了有助于妇产科医生、麻醉科医生以外，对助产士、护士也有很大的帮助。对于想要获取无痛分娩实际操作知识或无痛分娩相关信息的人来说，本书是最新的、通俗易懂的教科书。

日本国立成育医疗研究中心副院长
周产期·母性诊疗中心院长

左合治彦

2018年3月

序　言

近年来，日本无痛分娩得到普及，占全部分娩率的 5% 以上。但是与国外相比仍旧是任重而道远。这可能是由于日本国内只有忍受阵痛之苦才能独当一面，也就是说不经历生产之苦总感觉少了点什么的社会氛围所造成的。虽然没必要让所有的产妇都选择无痛分娩，但我认为有必要在确保无痛分娩安全性的基础上拓宽产妇的选择范围。"更安全、更舒适"是圣隶滨松医院妇产科的治疗理念。在此基础上，只要能确保安全分娩，我们就会努力让产妇对分娩方式有更多选择。而其中之一就是无痛分娩。

我院开始启动无痛分娩时，是在充分考虑如何组建麻醉医生、产科医生、助产士等团队，如何提供 365 天 24 小时安全无痛分娩等一系列问题后正式开始实行无痛分娩。《无痛分娩实践指南》的著者入驹慎吾医生，与本院无痛分娩的组建工作有着千丝万缕的联系。入驹慎吾医生刚开始作为妇产科医生取得医师执照后，因为感受到我院麻醉科的魅力而决定转做麻醉科医生，他是一名既有妇产科医师执照又有麻醉科医师执照的双执照医师。

为了安全舒适地施行无痛分娩，必须具备分娩知识及技巧以及麻醉的知识及技巧。分娩与手术不同，实施过程长。而无痛分娩必须结合分娩状况及分娩进程消除产妇的疼痛，保证分娩顺利进行。具备妇产科和麻醉科两个医疗领域的知识及经验的入驹慎吾医生，在本书中介绍了包括助产士在内的无痛分娩团队的组建方法，进行安全无痛分娩时团队所需的努力及技巧，以及最基本的无痛分娩知识体系。

通过入驹慎吾的介绍我知道了"无痛分娩就是四次元的布阵战役"。通过使用硬膜外麻醉，以及合适的麻醉药及阿片类药物，事先掌握上下·左右麻醉范围，麻醉深度，以及分娩进程中的时间轴等，是从伦理及战略上充分考虑如何实施无痛分娩，消除产妇疼痛，创造顺利的分娩进程，并让分娩得以安全结束的要点。

本书不仅对无痛分娩感兴趣的麻醉医生及产科医生有益，还可以帮助正在开展无痛分娩的麻醉医生及产科医生进行知识点的梳理。本书为了正在进行无痛分娩（或者即将开始无痛分娩）的助产士们，也简单易懂地书写了作为无痛分娩团队一员的思考方向。衷心希望本书中相关的医疗工作者能有更多机会从事"更安全、更舒适"的无痛分娩工作。

日本圣隶滨松医院妇产科·综合周产期母子医疗中心妇产科部长

村越　毅

2018 年 3 月

原版书执笔者一览

主　编

村越　毅　　圣隶浜松医院妇产科・综合周产期母子医疗中心妇产科部长

著　者

入驹慎吾　　LA Solutions株式会社法人代表CEO

　　　　　　圣隶浜松医院无痛分娩顾问

编　者　[日语50音顺序]

伊贺健太郎　圣隶浜松医院妇产科

鱼川礼子　　大阪大学大学院医学系研究科麻醉集中治疗医学教室

大原玲子　　山王生育中心产科麻醉科医长

金山　旭　　国立成育医疗研究中心手术・集中治疗部麻醉科

久保浩太　　国立成育医疗研究中心手术・集中治疗部麻醉科

佐藤正规　　国立成育医疗研究中心手术・集中治疗部麻醉科

野口翔平　　埼玉医科大学综合医疗中心产科麻醉科助教

福岛里沙　　东京女子医科大学麻醉科学教室助教

森由美子　　市立大津市民医院麻醉科

梁木理史　　东京女子医科大学麻醉科学教室

山下亚贵子　大阪母子医疗中心产科诊疗主任

山下阳子　　国立成育医疗研究中心手术・集中治疗部麻醉科

山本记穗　　圣隶浜松医院护理部助产士

目 录

Contents

第 1 章

无痛分娩介绍

要点

☑ 无痛分娩是缓解分娩痛的医学用语,并不是能完全消除分娩痛的意思。

☑ 如果管理得当,产妇分娩时几乎不会感到疼痛。

☑ 由于各种原因,日本无痛分娩的普及率远低于欧美。

☑ 但是,近 10 年来日本无痛分娩的普及率正在倍增(2016 年约为 6.1%)。

分娩痛会完全消失吗

无痛分娩又称分娩镇痛,是使用麻醉等手段缓解(镇静)分娩阵痛的同时达到分娩目的的医学用语。虽然称为"无痛分娩",但其是阐明分娩实施程序的用语,并不能让分娩时的疼痛完全消失。虽说管理得当,产妇几乎不会感到疼痛,但从实行结果来看,无痛分娩并不能完全消除疼痛。因此,也有"好痛的无痛分娩"这种说法(图 1)。在日本,缓痛分娩或是除痛分娩都是通俗说法,在医学用语中并无这些用语,本书统一使用"无痛分娩"。

日本无痛分娩的普及率在发达国家中明显较低。据报告,2016 年日本无痛分娩的普及率约为 6.1%。但近 10 年来,虽然日本无痛分娩的普及率增长不多但却有成倍增长的趋势[1]。而美国及法国的无痛分娩普及率已超过了 80%[2, 3](图 2)。

为何日本无痛分娩的普及率如此之低

妨碍无痛分娩普及率的最大要因是日本自古传承的"分娩之苦"的文化。日本有分娩时就是需要苦痛的这种文化。但是,是否选择无痛分娩本应是根据孕妇个人价值观来决定,不应该以此来审度孕妇的善恶或优劣。

另外,还有一个很重要的原因,就是日本分娩设施集约化的止步不前。

日本分娩设施的集约化与无痛分娩

在特定的医疗设施中集中进行分娩的话，产科医生及麻醉师能够集中精力助产。在此，可以为产科分派从事产科麻醉的医师，从而更加顺利地开展无痛分娩。尤其在欧美国家，这样的配置已经得到普及。

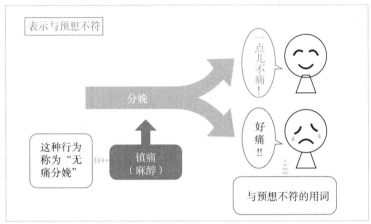

图 1　无痛分娩概念图

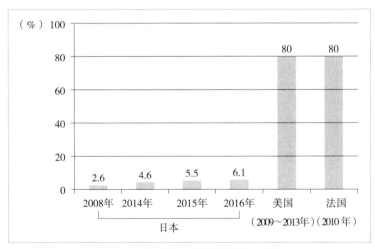

图 2　日本与欧美无痛分娩普及率的比较

参考文献

[1] 厚生劳働省科学研究班（海野班）报告. 2017.

[2] D'Angelo R, Smiley RM, Riley ET, et al. Serious complications related to obstetric anesthesia: the serious complication repository project of the Society for Obstetric Anesthesia and Perinatology. Anesthesiology, 2014, 20 : 1505－1512.

[3] Ducloy-Bouthors AS, Prunet C, Tourrès J, et al : Medical care organization in analgesia, anaesthesia and intensive care in maternity units: results from the National Perinatal Surveys in 2003 and 2010. Ann Fr Anesth Reanim, 2013, 32 : 18－24.

第 2 章

无痛分娩的优点与缺点

要点

☑ 无痛分娩的优点是兼具舒适性与安全性。

☑ 实施无痛分娩置入的硬膜外导管能用于紧急剖宫产。

☑ 无痛分娩的缺点是有麻醉与分娩的风险。

☑ 无痛分娩代表性的危及母体生命的并发症有全脊髓麻醉与局部麻醉药中毒。

无痛分娩的优点（表1）

无痛分娩的优点为"无痛的生产"。除了"无痛"以外，产后恢复也非常快。并且，无痛分娩会相对减少孕妇对于分娩的恐惧心理及疼痛记忆，有助于孕妇在下一次妊娠时能有更加积极的心态。舒适性是无痛分娩最主要的优点。

但是，欧美国家在选择无痛分娩的同时也强调其安全性。进行紧急剖宫产时，可以使用无痛分娩置入的硬膜外导管增加局部麻醉药的剂量，从而达到迅速麻醉的目的。这也就避免了危险性大的全身麻醉下分娩[1]。也就是说，无痛分娩，兼具舒适性和安全性。

第 35 章
⇨参见第 82 页

无痛分娩的缺点（表1）

关于麻醉的风险

无痛分娩的缺点，首先就是有麻醉风险。虽然与手术麻醉剂量相比，无痛分娩所使用的局部麻醉药剂量较低，但因总体来说麻醉药给药剂量较大，需要正确的管理。全脊髓麻醉与局部麻醉药中毒是能危及母体生命的极有代表性的并发症。

第 38~40 章
⇨参见第 88~93 页

全脊髓麻醉主要是由硬膜外导管误置入蛛网膜下腔而引起的，会导致血压低下、呼吸骤停或昏迷等症状。当产妇出现呼吸骤停时，需直接进行人工呼吸。

局部麻醉药中毒主要是由硬膜外导管误置入血管内而引起的，产妇开始会有耳鸣、味觉异常（铁腥味）、多话等症状，接着会恶化至痉挛、意识丧失、呼吸抑制等。更严重者则会导致抑制血液循环或心跳骤停。心跳骤停时需直接进行心肺复苏（表2）。

关于分娩的风险

一般无痛分娩会出现微弱阵痛、第2期延长，以及因回旋异常导致的助产器械使用频率增加等问题[2, 3]。为此，必须进行无痛

第 47~49 章
⇨参见第 106~111 页

分娩特有的产科管理。

另外，无痛分娩虽有造成子宫破裂及正常位置胎盘早期剥离的危险。但是，实施无痛分娩会降低剖宫产率[4]。

第53章
⇨参见第118页
第50章
⇨参见第112页

表1 无痛分娩的优点与缺点

优点	缺点
舒适性	麻醉风险
·无疼痛分娩 ·减少恐惧心理 ·产后恢复快	·全脊髓麻醉 ·局部麻醉药中毒 ·过敏性休克 ·硬脊膜穿刺后头痛（PDPH） ·发热·瘙痒感 ·神经损伤 ·低血压 ·胎儿一过性心动过缓
安全性	
·无痛分娩时使用的硬膜外导管可用于紧急剖宫产中 ·会施行麻醉前评估 ·产妇为绝食状态	分娩风险
	·微弱分娩痛 ·回旋异常 ·第2期延长 ·器械助产比率增高

表2 可危及母体生命的具有代表性的并发症

全脊髓麻醉	
主要原因	硬膜外导管误置入蛛网膜下腔
症状	低血压、呼吸停止、意识丧失
局部麻醉药中毒	
主要原因	硬膜外导管误置入血管内
症状	痉挛、呼吸抑制、心肺虚弱等

参考文献

[1] Hawkins JL, Koonin LM, Palmer SK, et al. Anesthesia-related deaths during obstetric delivery in the United States, 1979－1990. Anesthesiology, 1997, 86：277－284.

[2] Liu EHC, Sia ATH. Rates of caesarean section and instrumental vaginal delivery in nulliparous women after low concentration epidural infusions or opioid analgesia: systematic review. BMJ, 2004, 328：1410－1415.

[3] Halpern SH, Muir H, Breen TW, et al. A multicenter randomized controlled trial comparing patient-controlled epidural with intravenous analgesia for pain relief in labor. Anesth Analg, 2004, 99：1532－1538.

[4] Anim-Somuah M, Smyth RM, Jones L. Epidural versus non-epidural or no analgesia in labour. Cochrane Database Syst Rev, 2011, 12：CD000331.

第 3 章

无痛分娩的适应证与禁忌证

要点

☑ 若无特殊禁忌，凡有需求的孕妇均可接受无痛分娩。

☑ 无痛分娩的适应证包括母体合并症、产科影响因素以及紧急剖宫产时如何安全施行麻醉。

☑ 逐一理解把无痛分娩作为禁忌证的各种各样的疾病。

无痛分娩的适应证（表1）

若无特殊禁忌，凡有需求的孕妇均适合接受无痛分娩。此观点在美国很普遍[1]。无痛分娩的适应证，可分为孕妇自身的要求以及临床上的要求两个部分。

孕妇要求无痛分娩时

由于无痛分娩具有无分娩痛苦、产后恢复迅速的特点，选择无痛分娩的孕妇正在增加，而此原因在无痛分娩适应证中占了较大比例。

临床上要求无痛分娩时（医学适应证）

孕妇如有以下病患，则考虑进行无痛分娩。

①患有需要避免精神压力的疾病

对于精神上恐惧疼痛，或是分娩时预计会出现恐惧症状的孕妇，最好是能提供无痛分娩。如此则能避免"疯狂分娩"，让分娩过程更加安全。

②患有需要稳定循环状态的疾病

对于先天性疾病手术后可以进行产道分娩或是妊娠期高血压疾病（hypertensive disorders of pregnancy，HDP）的孕妇[2]，使用无痛分娩可以使其避免循环状态的剧烈变化。

第 58 章
⇨参见第 128 页

③紧急剖宫产时很难进行气管插管和蛛网膜下腔麻醉时

对于因多胎妊娠剖宫产概率较大的孕妇，或是因肥胖、插管困难有紧急情况时想避免全身麻醉的孕妇，可以使用无痛分娩置入的硬膜外导管，在紧急剖宫产时提供硬膜外麻醉。这可确保分娩安全。

第 35 章
⇨参见第 82 页

无痛分娩的禁忌证（表1）

即使可以进行无痛分娩，但以下条件下不应施行。

①孕妇拒绝无痛分娩时

②穿刺部位或全身有感染症状时

穿刺部位或全身有感染症状时，经由穿刺针可能会带入细菌至硬膜外腔或蛛网膜下腔，最终可能导致硬膜外脓肿或脊膜炎。

③有出血倾向时

通常妊娠时凝血功能会增强，但有时也会出现血小板减少等问题，需多加注意。血小板不足 $100000/mm^3$（$100 \times 10^9/L$）时，一定要再三考虑是否进行穿刺。另外，门诊中被认为凝血功能良好后一般不必进行多余检查，但对于正在实施抗凝疗法的孕妇必须慎重考量。

第 12 章
⇨参见第 36 页

④患有不能扩张末梢血管的疾病时

妊娠合并心脏病中，患有主动脉狭窄或梗阻性肥厚型心肌病等疾病时一旦末梢血管扩张则很难维持母体心输出量，可能导致母体陷入病危状态。选择无痛分娩时，需慎重考量。

⑤患有进行性脊髓疾病时

患有多发性硬化症时，有可能造成不可逆的神经传导阻断，需慎重考量。

⑥患有循环状态不稳定的疾病时

因重度脱水或出血等造成全身循环状态不稳定时，补液后再开始无痛分娩。

表 1　无痛分娩的适应证与禁忌证

		项目	具体病例
适应证	孕妇要求	要求	
	医学上可行	母体合并症	精神疾病、循环系统疾病、脑血管疾病
		产科影响因素	妊娠期高血压疾病（HDP）
		紧急剖宫产对策	多胎、肥胖、插管困难
禁忌证	孕妇拒绝	拒绝	（包含孕妇不合作的情况）
	医学上不可行	感染	穿刺部位感染、败血症
		出血倾向	血小板减少、凝血异常、抗凝疗法中
		心血管系统	主动脉狭窄、梗阻性肥厚型心肌病
		中枢神经系统	多发性硬化症
		循环状态不稳定	重度脱水、出血

参考文献

[1] American College of Obstetricians and Gynecologists. ACOG Committee Opinion #295: pain relief during labor. Obstet Gynecol, 2004, 104:213.

[2] Lucas MJ, Sharma SK, McIntire DD, et al. A randomized trial of labor analgesia in women with pregnancy-induced hypertension. Am J Obstet Gynecol, 2001, 185 : 970-975.

第 4 章

无痛分娩知情同意告知时如何解释说明

要点

☑ 知情同意的目的是建立和谐医患关系。

☑ 最好是在阵痛前进行知情同意告知。

☑ 不仅要解释普遍意义上的无痛分娩，也要就该分娩设施提供的无痛分娩的优点与缺点进行解释说明。

知情同意告知的目的

正确提供无痛分娩的相关知识，有利于缓解患者及其家人的不安与过度紧张，为其提供更好的选择机会；还有利于建立和谐医患关系，最终可达到保护医疗机构（包括医务工作者）的目的。

尽可能在阵痛发作前进行知情同意告知。条件允许的话应在妊娠 36 周之前进行知情同意告知。一旦阵痛开始就无法确保能进行良好的解释说明，而患者未能充分理解的话，手术则会有很大的风险。在日本，有些医疗设施会仿照日本国立成育医疗研究中心及圣隶滨松医院的做法：每当出现希望进行无痛分娩的孕妇时，会集合其全家组成一个"无痛分娩班"。

知情同意告知的内容

无痛分娩说起来简单，但医疗机构要根据其"无痛分娩体系"（镇痛法，开始时机）、PCA 设定、管理人员等决定是否进行无痛分娩。接着，在知情同意告知时，不仅要解释普遍意义上无痛分娩，还要就该机构能提供的无痛分娩的优缺点进行解释说明。无痛分娩有利有弊，要以"无痛生产"为中心解释其优点；当解释缺点时，把麻醉相关缺点和分娩相关缺点分开来说会更便于理解（表 1，图 1）。并且，最好能把以上内容刊载在该医疗机构的主页上。

第 5 章
⇨参见第 22 页

第 8 章
⇨参见第 28 页

第 2 章
⇨参见第 16 页

备忘录

施行无痛分娩的要点

从最近动向，到无痛分娩的管理人员等全部要进行解释说明。希望麻醉科医生能参与进来的同时，如何接受培训的医师及进行管理的医疗团队也是当下很值得重视的。

表1 知情同意告知中必须传达的项目

能够提供的无痛分娩	· "无痛分娩体系"（镇痛法，开始时机） · PCA 设定 · 管理人员
无痛分娩的优点	· 无痛生产 · 产后恢复快 · 提高安全性（可应对紧急剖宫产）
无痛分娩的缺点	分娩相关 · 增加催产素的使用频率 · 延长产程 · 器械助产率增高 · 剖宫产率不变
	麻醉相关 · 全脊髓麻醉 · 局部麻醉药中毒 · 硬脊膜穿刺后头痛（PDPH） · 胎儿一过性心动过缓

麻醉说明·同意书（无痛分娩）

麻醉说明（无痛分娩）

接受手术（或检查）时需进行麻醉。

本院在进行全身麻醉及腰部麻醉（硬膜外麻醉、脊髓蛛网膜下麻醉）等麻醉时，有麻醉专业的麻醉科成员负责实施麻醉※。

※ 麻醉科成员：以日本麻醉学会承认的麻醉指导医师、麻醉专门医师为主，在临床研修指定医院进行临床研修的医生为辅，组成麻醉管理团队。

　　　　　　　　　　　负责人：圣隶 太郎（麻醉科负责人）

『无痛分娩』

1) 无痛分娩是一种使用麻醉的分娩方法，其具有代表性的麻醉方法是硬膜外麻醉。

无痛分娩是现在比较流行的一种分娩方式，在美国占全部分娩方式的60%，在法国占50%。无痛分娩并不能消除所有分娩的痛苦，只能最大限度地减轻分娩痛。※ 但是，麻醉效果因人而异。

2) 本院的无痛分娩采取以产科分娩为主、麻醉医师为辅的模式。因为本院施行的并非计划分娩，而是阵痛开始后导入麻醉的模式，因此能够应对各种紧急情况。

『接受麻醉的患者必须遵守的注意事项』

1) 术前禁饮禁食。

为了确保安全，麻醉开始前要保证空腹状态。

但是，一旦阵痛开始就不知何时会破水，为此，阵痛开始后患者就只允许饮水（包括运动型饮料）。

2) 既往史的说明。

对迄今为止罹患过的疾病或现在正在治疗的疾病一定要进行申述。

尤其是曾有过麻醉或手术经历的患者，请务必告知我们。

存在因为遗传因素而在麻醉下反应异常的人，但这种情况非常罕见。因此如在亲属中发现类似反应，请务必告知我们。

『关于麻醉种类』

『硬膜外麻醉』

为减轻分娩痛的重要手段。从脊柱的缝隙入针后，留置一根直径为1mm以下的导管。经此导管注射麻醉药能减轻分娩时的疼痛。

『脊髓蛛网膜下麻醉』

从腰部脊椎的缝隙中入针后，将麻醉药注入蛛网膜下腔。这种麻醉效果会比硬膜外麻醉更好。因为只会注射一次麻醉药，所以孕妇不会有长时间的痛苦。但是，此法常和硬膜外麻醉并用。

『麻醉的副作用、合并症』

没有麻醉就无法施行无痛分娩。但和其他医疗行为一样，麻醉时并不能保证万无一失。因此我院会相应地配备专攻麻醉学的专业医师团队。因为个体差异，在使用麻醉药时有可能会出现预想外的情况。此时，我们会更换麻醉方法等做紧急处理。同时，我们还会将这些麻醉后异常情况以及全年麻醉统计数据等临床数据，在消去患者的名字、生日、住所后提交至日本麻醉学会。

以下为偶尔会发生的合并症病例。

『无痛分娩的副作用』

1) 常见的副作用。
- ●低血压
- ●排尿困难
- ●瘙痒
- ●体温上升
- ●对于产后创部疼痛感受较强

2) 罕见的副作用。
- ●头痛
- ●硬膜外血肿
- ●原因不明的神经障碍

『麻醉对分娩的影响』

1) 增加催产素的使用频率。
2) 延长分娩时间。
3) 增加产钳分娩以及吸引分娩的发生率（10%）。
4) 对于剖宫产概率的增加没有任何影响。

　　　　　　　　　　　　　　　圣隶滨松医院麻醉科

　　　　　　　　　　　　　　　2013年2月制作

　　　　　　　　　　　　　　　2015年3月改订

图1 日本圣隶滨松医院的麻醉说明书

第 5 章

"无痛分娩体系"

要点

☑ 本书将镇痛法与麻醉开始的时机这两个部分称为"无痛分娩体系"。

☑ 镇痛法中三个具有代表性的麻醉手法为硬膜外麻醉、腰硬联合麻醉（CSEA）、患者自控静脉镇痛（IV-PCA）。

☑ 麻醉开始后，无痛分娩可分为 24h 无痛分娩（on-demand）与计划无痛分娩。

"无痛分娩体系"由两个部分构成：使用何种麻醉方法与麻醉开始的时机。根据以上构成要素，相关医疗机构可以构建自己的"无痛分娩体系"。"无痛分娩体系"没有必要照顾到所有的构成要素，只需根据该医疗机构的情况进行选择即可。

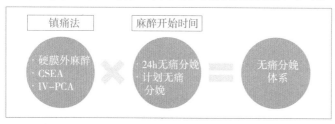

镇痛法（麻醉法）（表1）

最常用的镇痛法是硬膜外麻醉[1]，其次为腰硬联合麻醉（combined spinal and epidural anesthesia，CSEA）。近年 CSEA 因为其有效的镇痛效果使用率呈增长趋势。但不管使用哪种镇痛法，一旦有效镇痛（初期镇痛）后，都会转而进行患者自控镇痛（patient-controlled analgesia，PCA）。我们把这个过程称为"换乘"（图1）。因为 PCA 也是硬膜外麻醉的一种，加上硬膜外腔（epidural）的首字母后，常被称为硬膜外自控镇痛（patient-controlled epidural analgesia，PCEA）。

第 28~29 章
⇨ 参见第 68~71 页

另外，因为某些原因不能使用硬膜外麻醉及腰硬联合麻醉时，可选择患者自控静脉镇痛（IV-PCA）。各种镇痛法的优缺点如表1 所示。

第 30、32 章
⇨ 参见第 72、76 页

麻醉开始的时机（表2）

有配合孕妇阵痛选择麻醉法及计划分娩两种。前者为 on-demand 无痛分娩，又称24h 无痛分娩体制；后者称为计划无痛分娩，是日本特有的手法。各种手法的优缺点如表 2 所示。

第 36 章
⇨ 参见第 84 页

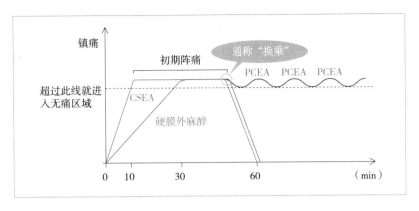

不管是硬膜外麻醉还是腰硬联合麻醉，在初期镇痛开始60min后都会出现麻醉效果渐弱。此时，必须要熟练地"换乘"至PCEA。

图1 "换乘"至PCEA

表1 "无痛分娩体系"的构成要素①（麻醉法）

麻醉法	优点	缺点
硬膜外麻醉	硬膜外导管可在紧急剖宫产中使用	镇痛作用慢（约30min）有PDPH的风险
腰硬联合麻醉	镇痛作用快（10min内）	胎儿一过性心动过缓PDPH
患者自控静脉镇痛	可供不能局部麻醉者选择不会引起PDPH	呼吸抑制影响胎儿

注 PDPH：post dural puncture headache（硬脊膜穿刺后头痛）

表2 "无痛分娩体系"的构成要素②（麻醉开始的时机）

麻醉开始的时机	优点	缺点
on-demand（24h无痛分娩体制）	能够应对自然阵痛	需要强大人力资源
计划无痛分娩	能够调整时间及日程	会增加医疗干预（宫颈扩张、子宫收缩药的使用等）

参考文献

[1] Hawkins JL. Epidural analgesia for labor and delibery. N Engl J Med, 2010, 362：1503−1510.

"确保母体安全的提议"

要点

☑ 作为专业人士要端正态度，提供安心、安全的产科医疗。

☑ 日本 2017 年 8 月发布的《确保母体安全的提议 2016》中首次提到了无痛分娩。

☑ 要认识到无痛分娩的安全性并不仅仅存在于麻醉中。

在日本，《确保母体安全的提议》是由孕产妇死亡病例检讨评价委员会对于在日本全国发生的孕产妇死亡病例在匿名的基础上进行病例商讨后，对其死亡原因、致死过程、相关医疗行为以及再发的防止对策进行评价，通过每年一次发布，达到迅速改善医疗质量及医疗体制的作用。但是，当出现每年发布一次不能满足的情况时，会发布《紧急提议》。2017 年 4 月，日本妇产科学会学术会议中曾经提出过紧急提议。

确保母体安全的提议

日本 2017 年 8 月发布《确保母体安全的提议 2016》（图 1）[1]。其实与无痛分娩有关的提议 2 中就提到了"提供无痛分娩的医疗机构，必须正确应对器械分娩等分娩时的出血异常、麻醉并发症等，规整医疗体制"。虽然无痛分娩的医疗事故中包含了多种医疗问题，但因麻醉导致的死亡是因为对呼吸抑制的监管·准备不足导致的。因此，我们认为从事无痛分娩的相关医务人员必须掌握基础生命支持（BLS）。

第 37、49、51 章
⇨参见第 86、110、114 页

第 60 章
⇨参见第 132 页

在无痛分娩中被提到最多的是产科管理的问题。2010 年至 2017 年 2 月日本母体死亡病例 271 例，母体死亡中无痛分娩的比率见图 2，其中 14 例无痛分娩病例的致死原因见图 3。就日本现状而言，虽说不期望日本实现像欧美一样的产科集约化，但每名无痛分娩的相关医疗人员都应该对无痛分娩有深入了解。

确保安全无痛分娩所需条件

因接连不断地接受无痛分娩的相关采访，我们举行了有关安全无痛分娩所需条件的公开检讨会。会议上，整理出以下三个要点。今后将会围绕这三个要点决定如何提高无痛分娩的安全性的方针。

（1）关于提供无痛分娩的医疗机构·设备·器械的要点。

（2）关于施行无痛分娩者的研修·经验·能力的要点。

第 8、26 章
⇨参见第 28、64 页

（3）关于诊疗体制（包括医务人员配置）的要点。

提议1：· 参加母体急救教育计划，为能够应对紧急情况下的孕产妇做好准备。
提议2：· 提供无痛分娩的医疗机构，必须正确应对器械分娩等分娩时的出血异常、麻醉并发症等，规整医疗体制。
提议3：· 开始不孕不育治疗，在问诊时询问是否有并发症。
　　　· 为患有严重并发症的女性施行不孕不育治疗时，必须开始针对其并发症的妊娠前商谈。
提议4：· 再次提出"当发生孕产妇死亡时，在报告给日本孕产科医学会的同时进行病理解剖"的提议。
提议5：· 进行配置心理健康检查的孕产妇体检，尤其在妊娠初期以及产后数月内，都要对孕产妇能够接受必要的精神治疗进行彻底的支持。
　　　· 对于有产褥精神病的孕产妇，要使其尽量远离可能导致自杀的场所以及危险物品。
　　　· 培养精通围产期病况的精神科医生，平时多多合作。

图1　确保母体安全的提议2016

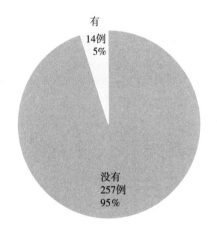
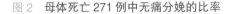

图2　母体死亡271例中无痛分娩的比率

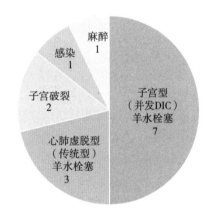

图3　14例无痛分娩病例的致死原因

参考文献

[1] 日本産婦人科医会妊産婦死亡症例検討評価委員会，母体安全への提言2016.

第 7 章

成功的无痛分娩

> **要点**
>
> ☑ 成功的无痛分娩，是安全、高质量的生产过程，与是否经产道分娩的定义不同。
> ☑ 要同时保证无痛分娩的高质量及安全性。
> ☑ 硬膜外导管的可信度是最重要的。

成功的无痛分娩的定义（图1）

无痛分娩，是为了表现缓解阵痛过程的医学用语，并不是说分娩痛能够完全消失。也就是说，无痛分娩是否成功与分娩的临床转归没有关系，不是因为无痛分娩顺利进行了阴道分娩就是成功，变成了剖宫产就是失败。那么，成功的无痛分娩的定义到底是什么？答案是：安全、高质量的生产过程。当然，无痛分娩中的"高质量"就是指无痛。通过实现无痛的分娩，安全地进行分娩后才是成功的无痛分娩。

第 1 章
⇨参见第 14 页

如何才能提供安全、高质量的无痛分娩

追求安全性与消除疼痛乍看是两个完全相反的要点。但在无痛分娩中，能够同时实现这两个要点。

保证高质量

无痛分娩缓解阵痛的过程，就是先进行初期镇痛，再"换乘"至硬膜外自控镇痛（patient-controlled epidural analgesia，PCEA），虽然中间会出现一些"插曲"，但最终在无痛状态下进行分娩。如有未能完全达到初期阵痛目的或产程中出现爆发痛（breakthrough pain，BTP）等情况，必须快速进行应对。

第 5、30、32 章
⇨参见第 22、72、
76 页

若出现这种情况，会在判断麻醉效果后通过追加麻醉药剂量（此行为称为"rescue"）来进行处理。但是，当这些应对措施无效时，必须要更换硬膜外导管。这就是"硬膜外导管的可信度"为零的表现。

实施无痛分娩时，必须经常对其使用的硬膜外导管的可信度进行评价与管理。这样做，与保证无痛分娩的安全性是密不可分的。

硬膜外导管的可信度

判断无痛分娩的效果时，如果疼痛得到充分缓解，并且在低温试验（cold test）中麻醉范围到达胸 10（T_{10}）以上的话，就能判断该硬膜外导管具有可信度。但是，出现孕妇强行忍受疼痛的情况时，就不能说疼痛得到了充分缓解，在此情况下，硬膜外导管不具有完全的可信度。可信度的主观指标为疼痛数字评价量表（NRS）评分不满 3 或者视觉模拟评分法（VAS）不满 30。但是，这个评价标准只适用于规律阵痛，若是因为投放子宫收缩药而导致的宫缩时无法进行镇痛效果的判断，因为不经历真正的阵痛无法理解什么叫做"有镇痛效果"。

当突发疼痛、追加剂量（rescue）、疼痛缓解这一过程反复出现时，分娩自然会受到严重影响。如果对上述情况不加重视，最终可能会影响临床转归。

保证安全性

虽然最理想的无痛分娩是无并发症出现，但可能会出现一些小概率并发症。如果持续从可信度低的硬膜外导管进行给药（"鸡尾酒"镇痛），可能会因为镇痛效果不理想而反复给药，从而导致给药总量的增加；另外，也会增加局部麻醉中毒的风险。所以，必须尽快更换此类硬膜外导管。由此，我们能够更准确地认识到"硬膜外导管的可信度"的重要性。

第 28 章
⇨参见第 68 页

第 39~40 章
⇨参见第 90~92 页

还有，无痛分娩中产妇有时会出现紧急剖宫产的情况。即便是如此危急关头，只要硬膜外导管具有可信度，通过本应在无痛分娩中使用的导管进行局部麻醉，就能为紧急剖宫产提供足够的麻醉药。这样一来，即便是在紧急情况下也能够避免危险的全身麻醉。

第 35 章
⇨参见第 82 页

成功的无痛分娩，是建立在取得硬膜外导管的可信度，确保高质与安全的基础之上的。并不能通过痛·不痛进行判断。

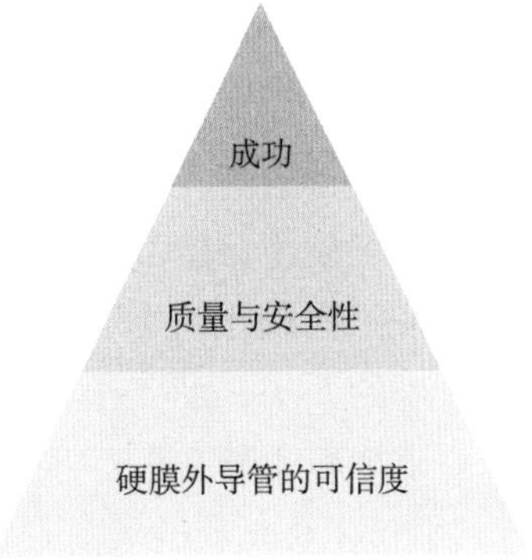

成功

质量与安全性

硬膜外导管的可信度

图 1　成功的无痛分娩

第 8 章

无痛分娩的管理

要点

☑ 无痛分娩与麻醉医生、产科医生、助产士密不可分。

☑ 在无痛分娩中助产士发挥着重要的作用。

☑ 对无痛分娩进行管理的医务人员必须协助无痛分娩，增强其安全性。

图 1 为在医院及诊所进行无痛分娩比例的调查结果（2008 年、2014 年、2015 年、2016 年）[1]。近年，在医院进行无痛分娩的比例有所上升。

麻醉医生

在欧美，无痛分娩的管理基本是由产科麻醉医生（麻醉科医生）来负责的。这也是因为欧美实现了分娩医疗设施的集约化。在日本，虽然不能照搬欧美的做法，但如图 1 所示，在医院进行无痛分娩的比例逐年增加（分娩医疗设施集约化）。现今日本一部分医疗设施中由产科麻醉医生进行管理。一般情况下，麻醉科医生配合进行硬膜外导管插管的情况比较多。但在某些紧急事态下，麻醉医生会变成强有力的助手。

产科医生

日本历史上无痛分娩曾以诊所为中心开展。不同于世界主流动向，无痛分娩在当时被称为分娩。当然，当时的产科医生被称为专家，助产士根本就还没被重视起来。所以，从高质量的观点来考虑的话，当时的做法也是合情合理的。

助产士

分娩期间陪伴产妇左右，观察全部产程的人被称为助产士。助产士是产妇最信赖的人。因为在无痛分娩中会有很多医疗要素的介入，一般情况下对于崇尚自然的助产士来说多少有些难以适应。但是，因为近年来"分娩计划书"的概念已经得到渗透，只要孕妇个人有无痛分娩的要求，助产士就需要帮助其实现。所以助产士在无痛分娩中承担着重要角色。事实上，让助产士加入无痛分娩的管理工作，会带来更优质的无痛分娩。

迄今为止，有很多助产士在诊所等医疗机构参加过无痛分娩的管理。在日本 2017 年的助产士国家考试中首次出现了与无痛分娩管理相关的考题。既然不存在与助产士无关的分娩，也不可能存在与助产士无关的无痛分娩。

第 59 章
⇨参见第 130 页

但是，也需要考虑到安全性。考虑到无痛分娩的风险，相关医护人员必须掌握基本生命支持（basic life support，BLS）。

第 60 章
⇨参见第 132 页

如何理解安全性

在无痛分娩中，安全性与舒适性并不一定是相反的，两者是可以并存的。因此，希望相关的医护人员一定要认识到无痛分娩的特殊性，掌握能够保证安全无痛分娩最低限度的知识与技术。

第 35 章
⇨参见第 82 页

最近在医疗安全领域中建立和谐的人际关系逐渐受到重视。而想要实现无痛分娩的管理，就需要在麻醉医生、产科医生、助产士之间建立良好的沟通（图 2）。

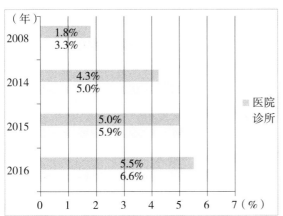

2008 年在医院进行硬膜外无痛分娩比率仅有 1.8%，诊所比率也低至 3.3%。全日本的无痛分娩率为 2.6%（此数据是由日本厚生研究班推算出来的，并未进行实际调查）。
2014 年以后的数据是日本妇产科学会在 2017 年 6 月，面向全国 2391 所分娩机构进行收集，回收率为 59.5%。
在调查中，对 2014~2016 年总分娩数中无痛分娩所占的比例进行了统计。统计结果，2014 年为 4.6%（诊所 5.02%，医院 4.25%）、2015 年为 5.5%（诊所 5.90%，医院 5.02%）、2016 年为 6.1%（诊所 6.61%，医院 5.53%），呈增加趋势。
2016 年选择诊所进行无痛分娩的占 53%，比选择医院进行无痛分娩的（47%）要高。

图 1　各医疗机构无痛分娩率逐年的变化

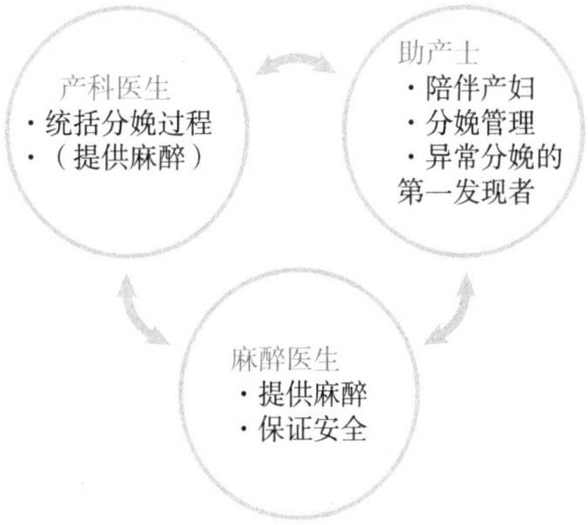

图 2　麻醉医生、产科医生、助产士分别承担的工作

参考文献

[1] 厚生劳働省科学研究班(海野班)报告. 2017.

无痛分娩时使用的药物与器械

要点

☑ 通过硬膜外麻醉进行无痛分娩时，为了分离阻滞神经建议使用低浓度局部麻醉药（简称局麻药），随后增加镇痛药，加强镇痛效果。

☑ 通过硬膜外麻醉进行无痛分娩时，要根据局部麻醉药阻滞神经的特点与作用时间，选择所需的局部麻醉药。

☑ 基本上需要使用患者自控镇痛（PCA）装置。

无痛分娩时使用的药物（表1）

局部浸润麻醉

在局部浸润麻醉中选择短时间作用型的局部麻醉药，通常会使用 1% 利多卡因或 1% 盐酸甲哌卡因等进行局部麻醉。

第 19 章
⇨参见第 50 页

通过硬膜外麻醉进行无痛分娩

通过硬膜外麻醉进行无痛分娩时，一般会联合使用局部麻醉药和镇痛药[1]。无痛分娩中最理想的局部麻醉药应该达到"虽然感觉不到疼痛但是能用力"的状态。也就是说能够长时间分离阻滞神经。

第 28 章
⇨参见第 68 页

备忘录

分离阻滞神经

局部麻醉药的特点是对细小神经的阻滞效果比粗大神经要好。而将此特点利用起来对拥有细小神经纤维的感觉神经和粗大神经纤维的运动神经进行局部麻醉，优先阻滞感觉神经（痛觉），降低对运动神经的影响的一系列作用，称为分离阻滞神经。

具有以上特点的局部麻醉药有长时间作用型的 Anapeine（罗哌卡因）、Popscaine（左布比卡因）等。以前经常会使用的麻卡因（布比卡因），因为心脏毒性过强使用频率逐渐减少。

有研究表明，运动神经阻滞会导致回旋异常、怒责困难、器械助产比率增加[2]。为了让对运动神经的影响降低到最小，应该使用浓度约为 0.1% 的麻醉药。但是，因为此浓度会减弱镇痛效果，麻醉时可以在不影响运动神经的前提下加入少量芬太尼。

经腰硬联合麻醉（CSEA）进行无痛分娩

经 CSEA 进行无痛分娩经常使用的药物有 0.5% 麻卡因加生理盐水，有时会添加芬太尼等镇痛药。具体使用剂量请参照"通过腰硬联合麻醉实施无痛分娩的具体方法"章节。

第 29 章
⇨参见第 70 页

经患者自控静脉镇痛（IV-PCA）进行无痛分娩

经 IV-PCA 进行无痛分娩经常使用的药物有芬太尼加生理盐水。详细请参照"通过患者自控静脉镇痛施行无痛分娩"章节。

第 36 章
⇨参见第 84 页

■ 专 栏 ■

麻卡因使用频率逐步减少的原因

麻卡因（布比卡因）是由一半 S(−) 异构体与一半 R(＋) 异构体组成的外消旋体。R(＋) 异构体的心脏毒性强，使用浓度达到 0.75% 时经常会有生命反应消失、心跳骤停等情况。因此，心脏毒性小仅有 S(−) 异构体的 Popscaine（左布比卡因）的药物开发工程逐渐取得进展。但是同是仅有 S(−) 异构体的 Anapeine（罗哌卡因）更早被开发与发售。Popscaine（左布比卡因）在其后发售后，麻卡因慢慢开始被弃用。

无痛分娩时使用的器械

进行无痛分娩管理时，必不可少的器械就是"PCA 泵"。因此不少制造商都在发售该机器。可以在上面设定连续输液量、单次给药量、锁定时间等。虽然也有一次性镇痛泵，但笔者认为这种一次性的更适用于术后阵痛管理而非无痛分娩。最近带有 PIB（programmed intermittent bolus）功能的 CADD-Solis 镇痛泵备受关注（图 1）。

第 30 章
⇨参见第 72 页

表 1　无痛分娩时使用的药物

使用目的	药物名称	特点
局部浸润麻醉	1% 利多卡因	短时间作用型局部麻醉药
	1% 盐酸甲哌卡因	短时间作用型局部麻醉药
硬膜外麻醉	Anapeine（罗哌卡因）	长时间作用型局部麻醉药
	Popscaine（左布比卡因）	长时间作用型局部麻醉药
	芬太尼	镇痛药
腰硬联合麻醉（CSEA）	0.5% 麻卡因	脊髓蛛网膜下腔麻醉用 长时间作用型局部麻醉药
	芬太尼	镇痛药
患者自控静脉镇痛（IV-PCA）	芬太尼	镇痛药

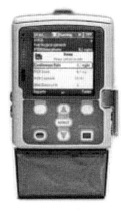

图 1　CADD-Solis

参考文献

[1] Hawkins JL. Epidural analgesia for labor and delivery. N Engl J Med, 2010, 362：1503−1510.

[2] Wang TT, Sun S, Huang SQ. Effects of Epidural Labor Analgesia With Low Concentrations of Local Anesthetics on Obstetric Outcomes: A Systematic Review and Meta−analysis of Randomized Controlled Trials. Anesth Analg, 2017, 124：1571−1580.

维系安全无痛分娩使用的药物与器械

维系安全无痛分娩使用的药物（表1）

消毒剂

皮肤消毒时常使用含有酒精的即效性消毒剂。

急救药物

各个医疗机构都会在通常的急救药物中放入应对特殊产科抢救所需要的药物。特别是局部麻醉药中毒时需要的20%脂肪乳注射液（脂肪制剂），紧急子宫收缩时需要的硝化甘油等，都应该写进药物清单内。另外，治疗痉挛的地西泮，在清除宫腔内容物时经常会使用，比产科医生熟悉的咪达唑仑实用性更高。

第 40 章
⇨参见第 92 页

第 46 章
⇨参见第 104 页

输液制剂

不仅要准备细胞外液（包括生理盐水），还要准备大量出血时需要的胶体溶液。其中万汶液（Voluven）是目前为止使用频率最高的。

第 51 章
⇨参见第 114 页

维系安全无痛分娩使用的器械

急救小车的物品（图1）

参照一般急救小车的标准。但因为分娩中产妇极易产生气管插管困难，所以最好是准备可视喉镜（McGRATH™ 等）。

麻醉机

虽然可以设置在手术室，但不可疏于检查。

相关的输血用品

· 输血过滤器、输血管等。

· 准备医院内指南。

表 1　维系安全无痛分娩使用的药物与器械

安全无痛分娩使用的药物			安全无痛分娩使用的器械	
消毒剂	碘酒、聚维酮碘（含乙醇）		急救小车中的物品	氧气泵
	葡萄糖酸氯己定消毒液			氧气流量表
急救药物	注射用 0.1% 盐酸肾上腺素	心肺复苏、过敏性休克		呼吸气囊
				口罩（成人用）
	硫酸阿托品	脉搏过缓（含迷走神经反射）		氧气面罩（带贮气囊）
	麻黄碱	升压药（低血压伴脉搏过缓），紧急子宫松弛		喉镜（尽量使用可视喉镜：McGRATH™ 等）
	盐酸去氧肾上腺素	升压药（低血压伴脉搏过速）		气管插管（直径 6.0mm、6.5mm、7.0mm）
	静脉注射用 2% 利多卡因	抗心律失常药（不可用于局部麻醉药中毒）		通管针
	地西泮	抗痉挛药		多个固定用胶布
	异丙酚	镇静药，抗痉挛作用		经口、经鼻气管插管
	罗库溴铵	骨骼肌松弛药		上气道装置（i-gel 喉罩）
	舒更葡糖钠	肌肉松弛药的拮抗剂		吸痰装置或吸痰管
	静脉注射用硫酸镁	预防、治疗子痫		多个注射器与针头
	20% 脂肪乳注射液	治疗局部麻醉药中毒		输液管，三通活栓，多个延长导管
	硝化甘油	紧急子宫松弛	麻醉机	可以不放在分娩室
输液制剂	乳酸、醋酸、碳酸氢盐林格氏液、生理盐水	晶体液	输血相关用品	输血过滤器、输血管等
	万汶液（Voluven）	胶体液		医院指南

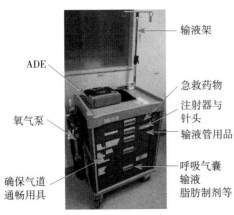

输液架
ADE
氧气泵
确保气道通畅用具
急救药物
注射器与针头
输液管用品
呼吸气囊
输液
脂肪制剂等

图 1　急救小车（外观）

急救小车内的药物
为了在急救时不陷入恐慌，需要进行定期演习，确认药物所放位置。

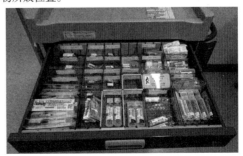

第 11 章

无痛分娩产程观察的要点

要点

☑ 为了发现母体或胎儿任何一个紧急变化与异常，无痛分娩过程中必须进行产程观察。

☑ 无痛分娩过程中必须使用胎心监护仪监测胎心。

☑ 需要预知可能出现的危险的母体并发症。

☑ 在床旁对母体进行观察是助产士的一项重要工作。

日本还没有关于无痛分娩监护的相关指标。但为了安全进行无痛分娩，必须充分观察母体及胎儿的情况。就整体看来，需要的仪器有胎心监护仪、血压计、指甲式血氧仪等（图 1）。

有关胎儿的观察项目

关于监测胎儿方面，没有什么比观察胎心率更重要。无痛分娩开始 30min 后，因为过强阵痛有可能导致胎儿一过性心动过缓[1]。

第 46 章
⇨参见第 104 页

有关母体的观察项目

母体观察项目各种各样，并无统一意见。表 1 中是比较常见的观察项目。

母体低血压是麻醉后最常见的并发症，但大部分症状较轻，不需要治疗[2]。无痛分娩在开始的 30min，每隔 5min 测量血压一次，随后每隔 15~30min 测量血压一次。

当出现少有的休克时，可以采用指甲式血氧仪对心跳数进行测定。

当出现呼吸抑制，尤其是全脊髓麻醉时，最好是能及早发现。虽然通过指甲式血氧仪也能分辨是否有呼吸抑制，但在床旁观察阶段就应该尽快发现。

第 38 章
⇨参见第 88 页

无痛分娩有母体发热的并发症，所以必须每隔 1h 测量产妇体温一次，并与感染进行区别。

当出现心脏并发症时，必须实行心电监护。

第 45 章
⇨参见第 102 页

为了尽早发现致命的并发症

应在初级阶段就尽早察觉全脊髓麻醉、局部麻醉药中毒等致命性的并发症。及时发现全脊髓麻醉导致的病情恶化及呼吸抑制。另外，若怀疑是局部麻醉药中毒，在出现神经症状（味觉异常、耳鸣、多语等）的阶段就应该引起高度重视。

第 38~39 章
⇨参见第 88~91 页

不管从哪方面来说，在床旁对母体进行观察都非常重要，床旁观察是助产士的一项重要工作。

无痛分娩的标志性观察项目

无痛分娩并不只是观察分娩的进程，每隔 1~2h 对疼痛及麻醉的评判也至关重要。一般会使用疼痛数字评价量表（numerical rating scale，NRS）、视觉模拟评分法（visual analogue scale，VAS）进行评估。有效镇痛后的突发疼痛称为爆发痛（breakthrough pain，BTP）。此时需用疼痛评价量表进行评估，确认麻醉状态，了解 BTP 发生的原因，并采取补救（rescue）措施（适量追加镇痛药剂量）。

第 27 章
⇨参见第 66 页
第 34 章
⇨参见第 80 页

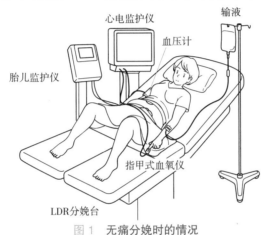

图 1　无痛分娩时的情况

心电监护仪
输液
血压计
胎儿监护仪
指甲式血氧仪
LDR分娩台

表 1　无痛分娩中需要观察的项目及可能发生的疾病

种类	监护	测量频率	可能发生的疾病
胎儿	胎心监护仪	持续	胎儿一过性心动过缓
母体生命体征	血压	开始 30min：每 5min 一次；开始 30min 后：每 15~30min 一次	低血压
	心率	持续	休克
	SpO$_2$（指甲式血氧仪）	持续	呼吸抑制（→低氧血症）
	体温	每 1h 一次	发热
	心电图	每 1~2h 一次	心律不齐、心肌缺血
无痛分娩指标	疼痛评估量表	每 1~2h 一次	爆发痛（BTP）
	麻醉状态	每 1~2h 一次	麻醉不完全／高位脊髓麻醉→全脊髓麻醉

参考文献

[1] Mardirosoff C, Dumont L, Boulvain M, et al. Fetal bradycardia due to intrathecal opioids for labour analgesia: a systematic review. BJOG, 2002, 109：274–281.

[2] Simmons SW, Taghizadeh N, Dennis AT, et al. Combined spinal–epidural versus epidural analgesia in labour. The Cochrane database of systematic reviews, 2012, 10：CD003401.

第 12 章

无痛分娩麻醉前评估

要点

☑ 无痛分娩中的麻醉行为应该理解为侵袭性行为。在阵痛发作前必须评估孕妇的状态。

☑ 把产科问题与麻醉科问题分开来看。

☑ 注意观察无痛分娩麻醉中母体的生理变化。

☑ 不要忘记对过敏原及最后进食情况进行问诊。

麻醉前评估目的

无痛分娩可以说是一种"麻醉的具有侵袭性"的医疗行为。因此，进行无痛分娩前必须对孕妇状态进行评估，这与麻醉术前评估的性质相同。日本有些医疗机构会让前来无痛分娩的孕妇首先去麻醉门诊就诊。应该尽可能在妊娠 36 周以前进行麻醉前评估。

无痛分娩麻醉前评估内容与一般情况下的剖宫产术前评估基本一致（表 1）。并且因为无痛分娩时尚未决定分娩方式，在麻醉前评估时必须要确定能够随时进行剖宫产。不实际进行分娩，无法预知最终到底会经阴道分娩还是剖宫产。

麻醉前评估内容

掌握产科问题

掌握妊娠分娩史及本次妊娠经过等。管理无痛分娩的麻醉医生也必须充分了解这些信息。特别对以前在分娩中发生过问题的孕妇，必须要进行细致调查。对于妊娠期并发症（尤其是妊娠高血压综合征）及胎儿的状况等都要及时掌握。

第 58 章
⇨参见第 128 页

掌握麻醉科问题

虽说是在产科进行无痛分娩，但麻醉科也需要掌握相关情况。

妊娠会引起母体发生一系列的生理变化，因为麻醉孕妇身体又会受到各种各样的影响。在此特别说明一下与无痛分娩（硬膜外麻醉或腰麻—硬膜外联合麻醉）相关的因素。

血液检查：血液检查中，血小板的数值对于把握硬膜外血肿的危险性是必不可少的。当在问诊中怀疑血液凝固异常时必须再进行精密检查。

水肿：产妇在分娩过程中会产生呼吸道状态的变化。一旦出现阵痛，产妇会出现呼吸道水肿与肿胀，从而大大增加气管插管的难度（图1）[1]。因为在全脊髓麻醉和局部麻醉药中毒时必须要确保呼吸道通畅，了解这些知识非常重要。水肿后很难找准棘突的位置，所以硬膜外穿刺会变得困难。

第19、38、40章
⇨参见第50、88、92页）

患者背景： 必须要及时确认母体并发症及过敏原。为了使产妇在首次穿刺时不过于惊慌，一定要记得进行脊椎评价。虽然近年来乳胶制作的医疗用品渐渐增加，但不一定花了钱就能得到相应的效果。因此对于是否有乳胶过敏要彻底进行问诊。另外因为在无痛分娩中，有效阵痛的来临与预想时间不符也要及时进行处理，所以必须确认产妇的最终进食时间。

> **备忘录**
>
> **血小板正常值**
>
> 日本很多医疗机构把血小板正常值定为 $100×10^9$/L 以上。但最近有报告显示，血小板计数在 $7×10^9$/L 以上就是正常值[2]。血小板数量是以怎样的方式持续减少的，对于最终的诊断也至关重要。

表 1　麻醉前评估内容

产科问题	妊娠分娩史	分娩经过	上次分娩记录等
	本次妊娠经过	产科并发症	妊娠期高血压疾病、妊娠糖尿病
		胎儿状态	宫内胎儿发育迟缓
麻醉科问题	呼吸道	确保呼吸道通畅	全脊髓麻醉、局部麻醉药中毒、紧急剖宫产时，确保呼吸道通畅
	最后进食	确认胃内容物	避免呼吸道反流的风险
	穿刺部位	穿刺的难易度	侧弯症、手术后、高度肥胖等
	既往史	全身情况与风险	哮喘、糖尿病、心脏病等
	过敏史	患过敏性休克的风险	乳胶、抗生素、局部麻醉药等
	血液检查	血常规	检测血红蛋白及白细胞数等
		凝血功能	问诊有怀疑的情况下检查

分娩时呼吸道的变化

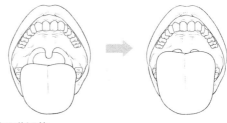

分娩时对产妇的呼吸道评定通常使用 Mallampati 分级。产妇可能会出现 I 级转换至 III 级的情况。

图 1　呼吸道评估

参考文献

[1] Kodali BS, Chandrasekhar S, Bulich LN, et al. Airway changes during labor and delivery. Anesthesiology, 2008, 108 : 357 – 362.

[2] Lee LO, Bateman BT, Kheterpal S, et al. Risk of Epidural Hematoma after Neuraxial Techniques in Thrombocytopenic Parturients A Report from the Multicenter Perioperative Outcomes Group. Anesthesiology 2017, 126 : 1053 – 1064.

第 13 章	# 无痛分娩时选择镇痛法 （麻醉法）的依据

要点

☑ 虽然镇痛法（麻醉法）可选用硬膜外麻醉或腰硬联合麻醉，但两者之间并没有太大差别。

☑ 从医学角度来讲，只有无法进行区域麻醉时才会选择患者自控静脉镇痛。

☑ 当考虑使用硬膜外导管进行紧急剖宫产时，要选择硬膜外麻醉。

☑ 需要快速镇痛时，应考虑使用腰硬联合麻醉。

镇痛法（麻醉法）的选择

无痛分娩中的镇痛法（麻醉法），一般考虑硬膜外麻醉或腰硬联合麻醉（combined spinal and epidural anesthesia，CSEA）。只有因为特殊情况不能进行区域麻醉时才会使用患者自控静脉镇痛（IV-PCA），如果在一般情况下选择该镇痛法，会有很大的风险。

第 28~29 章
⇨参见第 68~71 页

虽然对于麻醉时到底选择硬膜外麻醉还是腰硬联合麻醉，学者们有不同的看法，但从这两种麻醉法对患者满意度、精神类并发症的发病率、胎儿等比较重要的部分的影响来看，其实并没有什么不同[1]。各个医疗机构会在充分考虑镇痛法（麻醉法）（表1）之间的优缺点后进行选择。镇痛法（麻醉法）的选择方式如图1所示。

选择硬膜外麻醉的情况

紧急剖宫产时，以安全分娩、避免全身麻醉为主要目的，而选择硬膜外导管进行无痛分娩时，最好是选择硬膜外麻醉。例如，高度肥胖、插管困难、双胎妊娠等情况，选择腰硬联合麻醉，就会经脊髓蛛网膜下腔进行镇痛。这样一来就无法确认硬膜外导管是否具有可信度，没有办法确保麻醉的安全。

第 35 章
⇨参见第 82 页

第 7 章
⇨参见第 26 页

另外，胎儿出现问题或者胎心异常时，硬膜外麻醉能够更好地观察胎儿一过性心动过缓，所以此时应避免使用腰硬联合麻醉。

第 46 章
⇨参见第 104 页

选择腰硬联合麻醉的情况

在经产妇宫口全开，只能通过蛛网膜下腔进行快速麻醉镇痛时会选择腰硬联合麻醉（或者单独的蛛网膜下腔麻醉）进行镇痛。哪怕是有更换硬膜外导管的情况也能通过选择腰硬联合麻醉处理爆发痛（breakthrough pain，BTP）。产妇要求快速缓解阵痛或第2期前后，选择腰硬联合麻醉会提高产妇的满意度。

能够简单地选择腰硬联合麻醉吗?

　　腰硬联合麻醉比起单纯的硬膜外麻醉难度要大。这是因为导管不插进硬膜外腔正中央的话随后导管就无法到达蛛网膜下腔。所以平时就要建立起良好的硬膜外腔正中央插管习惯。

表1　无痛分娩麻醉法

麻醉方法	特点	
	优点	缺点
硬膜外麻醉	导管可在剖宫产中使用	见效慢
腰硬联合麻醉(CSEA)	见效快	胎儿一过性心动过缓
患者自控静脉镇痛(IV-PCA)	区域麻醉不可时使用 无硬脊膜穿刺后头痛(PDPH)	呼吸抑制 对胎儿有影响

第 42~44 章
⇨参见第 96~101 页

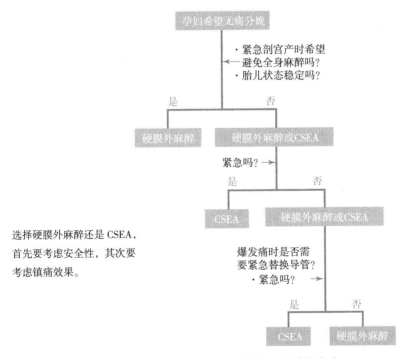

选择硬膜外麻醉还是 CSEA,首先要考虑安全性,其次要考虑镇痛效果。

图1　镇痛法(麻醉法)的选择方式

参考文献

[1] Simmons SW, Taghizadeh N, Dennis AT. Combined spinal-epidural versus epidural analgesia in labour. Cochrane Database Syst Rev, 2012, 10: CD003401.

第14章

无痛分娩前需要做好的准备

> **要点**
>
> ☑ 必需的监护仪，建立静脉通路，签署无痛分娩知情同意书。
> ☑ 准备好麻醉器械。
> ☑ 准备好麻醉药（和镇痛药）。
> ☑ 附近备好急救小车。

首先是确认工作

无痛分娩前，要确保准备好以下工作：母体与胎儿等的监护仪，建立静脉通路，确实是否已签署无痛分娩知情同意书。

第4、11章
⇨参见第20、34页

事先完成流程的系统化

无痛分娩前必须准备好麻醉用品及药物。近年来，应用于无痛分娩的硬膜外麻醉或腰硬联合麻醉（CSEA）中的麻醉用具已经开始成套包装了。尤其在无痛分娩较多的医疗机构，还会自己订做麻醉用具套装（图1、图2）。最基本的用品应该包括消毒剂、透明包装袋、局部浸润麻醉用针头、硬膜外针头、LOR（loss of resistance）用注射器、注射器多个、吸取药剂的针头、硬膜外导管、固定用胶布等。

另外，需要使用的药物（特别是镇痛药）最好在分娩部存放一些。之所以这样是出现紧急情况或需快速替换硬膜外导管的问题时能够迅速进行处理。例如，可以存放的药物有生理盐水、1%甲哌卡因或1%利多卡因、Anapeine（罗哌卡因）或Popscaine（左布比卡因）、芬太尼。

一定不要忘记急救小车。选择紧急情况下使用到的器具及药物放入急救小车内，特别是无痛分娩时会用到的硝化甘油与20%脂肪乳注射液。急救小车放在触手可及的地方后再开始麻醉。

第10章
⇨参见第32页

备忘录

医院内物流的重要性

无痛分娩开始麻醉后，有时使用过的器械稍不注意就会遭受污染。为了快速更换麻醉用品，必须构建一套完备的麻醉物品输送体系。

与药房的合作

无痛分娩中有时不得不迅速处理爆发痛（breakthrough pain,BTP）等情况。在这种情况下,有时需要用到芬太尼等镇痛药。为了让分娩部门及时使用麻醉药,最好能在分娩部门内设立一个麻醉药存放处。为此分娩部门要加强与药房之间的合作。

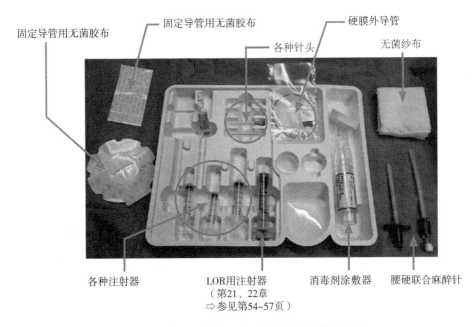

固定导管用无菌胶布　　固定导管用无菌胶布　　各种针头　　硬膜外导管　　无菌纱布

各种注射器　　LOR用注射器（第21、22章⇨参见第54~57页）　　消毒剂涂敷器　　腰硬联合麻醉针

图1　日本国立成育医疗研究中心麻醉用品套装

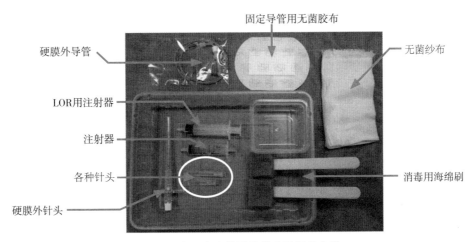

固定导管用无菌胶布

硬膜外导管　　无菌纱布

LOR用注射器

注射器

各种针头　　消毒用海绵刷

硬膜外针头

图2　日本圣隶滨松医院的麻醉用品套装

第 15 章

开始无痛分娩时的体位

要点

☑ 采用硬膜外麻醉时，左侧卧位和右侧卧位都可以。

☑ 采用腰硬联合麻醉时，最好取右侧卧位。

☑ 虽然棘突不好找的时候也会采取坐位，但在硬膜穿刺时要注意大量脊髓漏液及迷走神经的反射。

选择侧卧位的情况

在无痛分娩时，如果采用硬膜外麻醉的话，产妇既可以左侧卧位也可以右侧卧位。但腰硬联合麻醉（CSEA）时，产妇最好是右侧卧位。如果通过脊髓蛛网膜下腔麻醉来进行剖宫产（使用高浓度麻卡因），麻醉后会让子宫向左倾斜。这就是选择右侧卧位的原因。

第 28~29 章
⇨参见第 68~71 页

但是，因为大多数麻醉医生的惯用手是右手，所以很多患者在接受硬膜外麻醉或蛛网膜下腔麻醉等手术麻醉时都会取左侧卧位。这有利于麻醉医生用右手操作。

专 栏

剖宫产开始麻醉时取右侧卧位的理由（图 1）

剖宫产最常使用的麻醉法就是脊髓蛛网膜下腔麻醉。孕妇在脊髓蛛网膜下腔麻醉后妊娠子宫容易压迫下腔静脉，防止静脉回流导致心输出量减少，形成低血压。这一现象称为低血压综合征。为了预防该现象发生，麻醉后取左侧卧位时会迅速让子宫呈左侧位（将病床向左倾斜）。但剖宫产经蛛网膜下腔麻醉时，经常会选择高浓度麻卡因。因为药物浓度超过了脊髓液，通过重力作用药物会呈现下沉趋势。考虑这一系列的用药现象，为了让病床左倾后麻醉效果不会只偏向左边，注射麻醉药时要取右侧卧位麻醉。

选择坐位的情况

对于体重指数（BMI）超过 30 的肥胖孕妇，很难找到她们的棘突。此时可以考虑通过坐位进行 B 超指引下穿刺（图 2）[1]。坐位时脊椎不会出现扭曲，正中位置也清晰明了。但坐位穿刺时必须要注意大量脊髓漏液及迷走神经的反射。

备忘录

迷走神经反射

因为精神压力或过度的疼痛会造成迷走神经的过度反应，最终导致身体活动异常。迷走神经如果过度抑制心跳则会导致心动过缓，如果突然进行血管扩张则会导致低血压。一旦孕妇因此出现脑部缺血，就会有头晕目眩、神志不清的症状。此时应使用硫酸阿托品。

剖宫产经蛛网膜下腔麻醉时，经常会选择高浓度麻卡因。因为要预防低血压综合征，麻醉后取仰卧位时会迅速倾斜病床让孕妇呈左侧位。但为了让病床左倾后麻醉效果不会只偏向左边，注射麻醉药时要取右侧卧位麻醉。

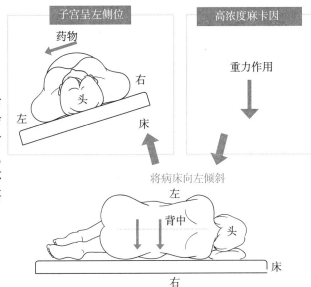

图 1　CSEA 时取右侧卧位的理由

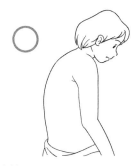

a：脱力姿势

取脱力姿势时，头会垂直向下，脊椎会呈现理想的弯曲状态。

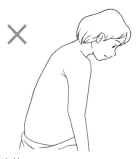

b：前倾姿势

患者的头部前移时，为了支撑头部，脊椎的弯曲部位会发生改变。

图 2　取坐位时

参考文献

［1］Vincent RD, Chestnut DH. Which position is more comfortable for the parturient during identification of the epidural space? Int J Obstet Anesth，1991，1：9-11.

第 16 章

必须要了解的解剖及生理知识

要点

☑ 硬膜外腔指硬脊膜与椎管骨膜之间的空隙。由含有静脉丛与脂肪的疏松结缔组织构成。

☑ 在硬膜外腔内，脊神经细胞形成神经节。

☑ 分娩第 1 期的疼痛经过胸 10 至腰 1（$T_{10} \sim L_1$）脊神经传导。

☑ 分娩第 2 期的疼痛经过骶 2 至骶 4（$S_2 \sim S_4$）脊神经传导。

硬膜外腔

硬膜，就是与脊髓液一起包裹着脑和脊髓起着缓冲剂的作用的膜。硬脊膜与椎管骨膜之间的空隙称为硬膜外腔（图 1）。硬膜外腔由疏松结缔组织构成，呈负压状态。当使用硬膜外麻醉和腰硬联合麻醉（CSEA）等进行无痛分娩时，在硬膜外腔插入硬膜外导管，通过导管给药就能达到持续镇痛目的。连接脑的脊椎下端从腰 1（L_1）开始逐渐变细呈马尾形状称为脊髓圆锥（图 2）。各神经纤维进入左、右硬膜外腔形成神经节后，逐步蔓延至末梢(图 3、图 4）。这些神经节为硬膜外麻醉的作用部位。因为硬膜隔开了硬膜外腔与脊髓蛛网膜下腔，硬膜外麻醉的作用机制与脊髓蛛网膜下腔完全不同。另外，因为硬膜外腔内有静脉丛与脂肪，肥胖的孕妇会出现硬膜外腔容积的变化。

第 28、29、32 章
⇨参见第 68、70、76 页

备忘录

硬膜内外大不相同

硬膜外侧为硬膜外腔，内侧为脊髓蛛网膜下腔。麻醉时根据选择硬膜内侧或外侧，麻醉性质会发生彻底的变化。如果把本应投放至硬膜外腔的麻醉药量投入到脊髓蛛网膜下腔，很容易因为麻醉药剂量过大导致全脊髓麻醉。如果硬膜外导管误置入硬膜内侧，则会产生这样的悲剧。因此麻醉时要意识到对错往往就是一张薄纸的距离。

第 38 章
⇨参见第 88 页

传递分娩痛的神经传导路线

随着产程的变化，分娩痛的程度及部位也会发生改变。

分娩第 1 期

分娩第 1 期（阵痛开始至宫口全开）的疼痛，是子宫收缩与宫颈扩张导致的内脏痛，是通过胸 10 至腰 1（T_{10}~L_1）脊神经实现传导过程的。

接下来的分娩第 2 期（宫口全开至胎儿娩出）的疼痛，主要是由产道扩张导致的身体疼痛，是通过骶 2 至骶 4（S_2~S_4）脊神经实现传导过程的。有研究表明，这些神经传导通路并不是因为神经走向，而是神经穿过各个区域后才得以实现[1]。

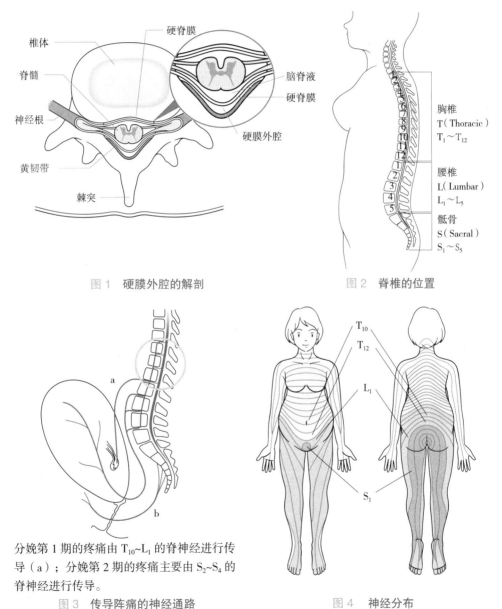

图 1　硬膜外腔的解剖

图 2　脊椎的位置

分娩第 1 期的疼痛由 T_{10}~L_1 的脊神经进行传导（a）；分娩第 2 期的疼痛主要由 S_2~S_4 的脊神经进行传导。

图 3　传导阵痛的神经通路

图 4　神经分布

参考文献

[1] Bonita JJ, McDonald JS. Principle and Practice of Obstetric Analgesia and Anesthesia. 2 nd ed. Williams & Wilkins, 1995.

第 17 章

如何确定穿刺部位

> **要点**
> ☑ 无痛分娩时，首选腰 3 至腰 4 椎间隙进行穿刺。
> ☑ 要认识到从不同椎间隙进行穿刺影响各不相同。
> ☑ 孕妇的髂嵴连线容易往头侧移动。

首选腰 3 至腰 4 椎间隙进行穿刺

实施无痛分娩，最好选择腰 3 至腰 4 椎间隙进行穿刺（蛛网膜下腔麻醉剖宫产时只要从腰 2 至腰 5 椎间隙范围内进行穿刺就可以）。无痛分娩的麻醉导管应该插入传导分娩第 1 期疼痛的胸 10 至腰 1（T_{10}~L_1）与传导第 2 期疼痛的骶 2 至骶 4（S_2~S_4）脊神经之间，以便麻醉效果作用于上下神经（图 1）。若取腰 2 至腰 3（L_2~L_3）椎间隙进行穿刺，因为靠头侧所以在分娩第 1 期能够有很好的镇痛效果，但进入第 2 期后麻醉效果很难完全扩张至骶尾部。

给产妇穿刺时，实际穿刺进入的椎间隙可能与预期不符[1]。虽说想做 L_2~L_3 椎间隙穿刺，但很有可能穿刺进 L_1~L_2 椎间隙，还有伤害脊髓圆锥的可能性。

另外，从 L_4~L_5 椎间隙进行穿刺麻醉效果不易扩散至头侧脊椎，也很难到达第 10 胸椎水平。剖宫产时麻醉效果很难扩散至第 4 胸椎水平，因此最后可能不得不采用全身麻醉。这种穿刺方法不能算是安全的方法。

第 35 章
⇨参见第 82 页

根据以上的理由，无痛分娩的穿刺部位应该首选第 3~4 腰椎间隙。

通过髂嵴连线判断穿刺部位

腰 3 至腰 4 椎间隙在产妇身体上如何确定呢？髂嵴连线作为判断指标，在临床上被广泛使用。非孕妇的髂嵴连线一般会穿过腰 4（L_4）棘突，但孕妇的髂嵴连线会往头部方向移动[2]。也就是说，孕妇的髂嵴连线可能会穿过腰 3（L_3）棘突（图 2）。这主要是因为妊娠时骨盆位置的变化而导致髂嵴连线往头侧移动。但是不能仅仅把髂嵴连线作为判断标准，还可以从尾骨按走向顺推穿刺位置。笔者对于穿刺位置感到迷惑时，会退后一步对整体俯瞰观察后再进行判断。

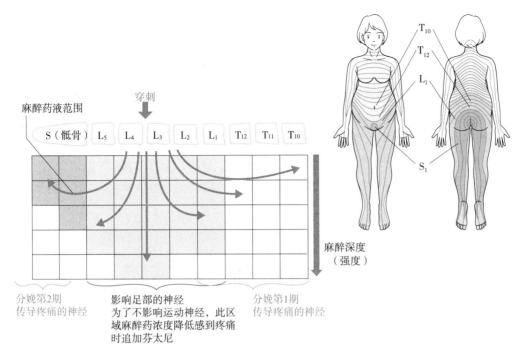

图 1　影响无痛分娩的神经与导管位置

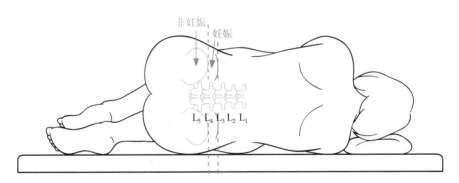

非孕妇的髂嵴连线一般会穿过腰 4（L$_4$）棘突，而孕妇的髂嵴连线一般会穿过腰 3（L$_3$）棘突。

图 2　因妊娠导致髂嵴连线移位

参考文献

［1］ Tanaka K, Irikoma S, Kokubo S. Identification of the lumbar interspinous spaces by palpation and verified by X-rays. Rev Bras Anestesiol, 2013, 3：245 - 248.

［2］ Margarido CB, Mikhael R, Arzola, et al：The intercristal line determined by palpation is not a reliable anatomical landmark for neuraxial anesthesia. Can J Anaesth, 2011, 58：262 - 266.

第 18 章

无痛分娩产程中的清洁区

要点

☑ 使用置放于医疗设施内的消毒物品即可。

☑ 为了防止消毒剂混入其他药物内或误食，可以使用成套包装的消毒物品。

☑ 应将内裤脱至臀裂（双臀之间的裂缝）可见的程度。

☑ 为了保证开阔的视野，最好使用透明无菌巾。

划定清洁区之前

开始无痛分娩前，必须要创造良好的清洁区环境。不仅是手术执行者，哪怕是介护人员平时也要佩戴口罩及帽子。虽然不用达到手术室的标准，但也需要相应地保持清洁。接下来详细介绍消毒与铺巾。

消毒

消毒剂有聚维酮碘、酒精类等，使用该医疗机构常用的消毒剂即可。但要在理解各消毒剂的原理后进行使用。例如，使用聚维酮碘时要等液体完全干燥后才能发挥杀菌效果等。近年有报告显示，很多含有酒精的消毒剂即时消毒能力很强[1]。现在为了防止消毒剂混入其他药物内或误食，出现了很多成套包装的消毒剂涂抹器（图1）。消毒时应该将内裤脱至臀裂（双臀之间的裂缝）可见的程度后再开始消毒，消毒范围应该以穿刺部位为中心向周围扩展。

第 21 章
⇨参见第 54 页

铺巾

为了掌握穿刺部位的整体样貌，穿刺时的无菌巾要尽可能使用透明材质的产品。非透明的有孔无菌巾会让施针者无法了解患者全体面貌，有麻醉针误入的风险，在此不作推荐。考虑到最后还要做硬膜外导管的固定，因此麻醉后可以撕开拆卸的无菌巾是最好的。对于麻醉手法不太熟练的医师，除了无菌巾还应该同时使用手术衣。

非透明有孔无菌巾的危险

　　硬膜外穿刺的成功率会被施针者的三维立体观所左右。因此大部分麻醉手术医一定很希望掌握穿刺针与身体之间的具体情况。虽然为了预防感染，创造清洁手术野很重要，但因为无菌巾导致手术视野受到妨碍也是非常危险的。为此笔者强烈建议使用透明无菌巾。清洁无菌巾的种类见图2。

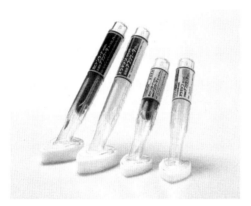

图1　成套包装的消毒剂涂抹器

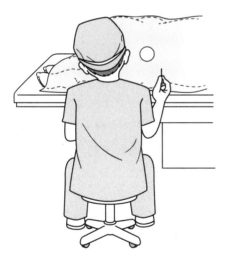

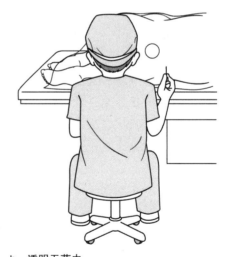

a：非透明有孔无菌巾

有无法掌控总体情况的危险。

b：透明无菌巾

可以轻松了解穿刺部位的总体情况。

图2　清洁无菌巾的种类

参考文献

[1] The American Society of Anesthesiologists. Task Force on Infectious Complications Associated with Neuraxial Techniques and the American Society of Regional Anesthesia and Pain Medicine：Practice Advisory for the Prevention, Diagnosis, and Management of Infectious Complications Associated with Neuraxial Techniques. Anesthesiology, 2017, 126：585-601.

局部浸润麻醉的技巧

要点

☑ 最重要的就是确认穿刺部位。

☑ 局部麻醉药浸润范围即硬膜外针所至范围。

☑ 正确浸润麻醉最敏感的皮下组织。

☑ 对局部浸润麻醉的疼痛反应有可能导致体位的变化。

确认穿刺部位

无痛分娩局部浸润麻醉时，最重要的就是确认穿刺部位。一旦穿刺部位错误，接下来将很难挽回局面。确认穿刺部位时应该用惯用手的食指与中指按压寻找到椎间隙后，在其正中位置进行局部浸润麻醉（图1）。

产妇肥胖时

当遇到肥胖的产妇椎间隙位置不好找时，用按压力最大的拇指按压第4腰椎棘突，找到该棘突后，在其头侧尝试进针。**笔者将此方法称为"拇指按压法"**（图2）。通过此法还无法找到准确的椎间隙位置时，可施行广范围局部浸润麻醉。

专 栏

令人尴尬的局部浸润麻醉

有很多麻醉医师觉得硬膜外麻醉太棘手，所以不进行局部浸润麻醉而直接用硬膜外穿刺针找椎间隙的位置。经常能看见他们一边歪着头进针一边说："现在到了很关键的地方，千万别动，疼的话告诉我。"可这怎么可能不疼。（笔者曾有类似经历。）

局部浸润麻醉的深度

局部浸润麻醉还能确认（探测）硬膜外穿刺针的进针位置。但是，麻醉深度仅仅是针尖有戳到韧带的触感即可，不可深入至蛛网膜下腔。

局部麻醉药的浸润

硬膜外穿刺针穿透的所有部位中痛感最强的就是皮下组织。因此，麻醉药需充分浸润皮下，可让皮下组织呈膨隆状态。但是，此膨隆状态又会让手术者很难触及棘突，从而很难找到椎间隙的正中位置。对于这种情况，笔者会用纱布压平膨隆部后再用硬膜外穿刺针施针。

另外，对局部浸润麻醉的疼痛反应经常会导致体位的变化。所以在硬膜外穿刺针进针前最好再确认一下位置。

局部浸润麻醉的穿刺针

局部浸润麻醉时，应使用 23G 或小于 23G 的穿刺针，不要使用太长的针头。因为无痛分娩是通过正中法穿刺腰椎间隙，用过长的针头会有危险。

备忘录

局部浸润麻醉的穿刺角度

为了让皮下组织达到良好的麻醉效果，局部浸润麻醉时最好是垂直进针。如果先水平穿刺再垂直进针的话，绝对会出现没被麻醉浸润的皮下组织，从而导致产妇出现疼痛（图 3）。

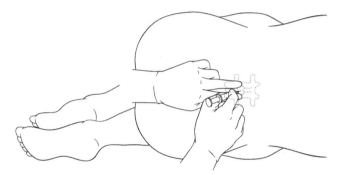

用食指与中指找到椎间的正中位置，脑中构造内部立体图像后确认穿刺部位。

图 1　确认穿刺部位

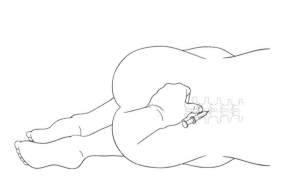

拇指用力按压 L_4 棘突，在其头侧进行局部浸润麻醉的同时，探测确认好没有骨头的区域。

图 2　拇指法

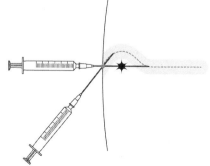

如果先水平穿刺再垂直进针的话，最容易感到疼痛的皮下组织绝对会出现没被麻醉浸润的区域。

图 3　局部浸润麻醉的穿刺角度

第 20 章

使用硬膜外针穿刺的注意事项

要点

☑ 硬膜外穿刺针穿刺前再次确定位置。

☑ 硬膜外穿刺针的斜面朝头侧。

☑ 不使用阻力消失法（loss of resistance，LOR）穿刺至棘间韧带。

硬膜外穿刺针穿刺

硬膜外穿刺针穿刺之前再一次调整体位，确认穿刺部位。只要没有严重的错位，最好是从局部浸润麻醉的针孔开始进行穿刺。这是为了防止穿刺至未能局部浸润麻醉的部位。

第 19 章
⇨参见第 50 页

硬膜外穿刺针的持针手法

用惯用手持针，让惯用手的肩部正对穿刺部位后调整全身姿势。具体的硬膜外穿刺针持针手法为：用拇指和食指捏紧针翼后，为了让中指或无名指起到叫停的作用，将其固定至离针头 2~3cm 处（图 1）。最后，再将硬膜外穿刺针的斜面朝头部方向进行穿刺。

专栏

硬膜外穿刺针的斜面与韧带组织的走向

让韧带的纤维与穿刺针斜面呈水平位置进行穿刺（图 2a），虽然能让韧带损伤降低至最小，但因为存在以下两个问题不推荐使用。第一，韧带阻力越大就越能明白阻力消失（loss of resistance，LOR）的出现时机，降低硬膜外穿刺风险（图 2b）；第二，有报告显示，通过该手法让穿刺针到达硬膜外腔后，为了插入硬膜外导管，必须 90° 旋转硬膜外穿刺针（让穿刺针斜面朝头侧），如此一来硬膜外穿刺的风险会再次提高[1]。

第 22、42 章
⇨参见第 56、96 页

"韧带感"

当硬膜外穿刺针到达棘间韧带时，如果前方是某处脊椎骨膜的话则无法前进，若是韧带的话则前进时会有阻力。笔者将此感觉称为"韧带感"。根据笔者的推测，日本女性的"韧带感"一般为 2~4cm。一旦"韧带感"出现也就意味着硬膜外穿刺针被固定好了。剩下的就是朝着目标方向每次前进 2mm，最后用阻力消失法确认是否到达硬膜外腔。盲目进针的话非常危险。

備忘録

阻力消失法（loss of resistance，LOR）

　　硬膜外穿刺针刺入韧带后，拔出针芯，装置 LOR 用的注射器，此时对注射器加压会有阻力（resistance），注射器内不会有内容物流入。当针头贯穿韧带到达硬膜外腔时阻力则会消失（loss）。这是确认穿刺针是否到达硬膜外腔最常用的方法之一。在此方法中会使用到各种各样的注射器及注射器内填充物，但笔者认为最好的组合就是塑料注射器与生理盐水。

第 22 章
⇨参见第 56 页

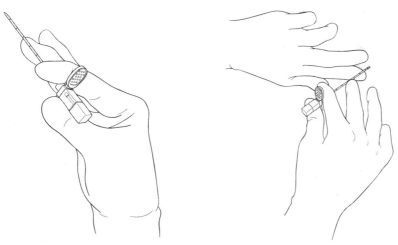

用拇指和食指捏紧针翼。当拇指施力时，食指则能起到刹车作用，相互制衡。为了让穿刺针不要穿刺过度，中指在此则是起叫停作用。

图 1　硬膜外穿刺针的持针手法

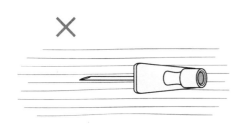 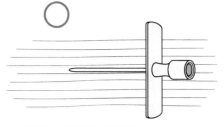

a：斜面与韧带呈水平关系
虽然能让韧带损伤降低至最小，但阻力的出现时机不明，回旋针头时会有风险。

b：斜面与韧带呈垂直关系
虽然会稍微加重韧带损伤，但阻力出现的时机明确，非常安全。

图 2　硬膜外穿刺针斜面与韧带组织的走向

参考文献

[1] Cowan CM, Moore EW. A survey of epidural technique and accidental dural puncture rates among obstetric anaesthetists. Int J Obstet Anesth, 2001, 10 : 11 - 16.

第 21 章

穿刺针如何顺利到达硬膜外腔

要点

☑ 穿刺针未能进入硬膜外腔时，再次确认穿刺过程有无错误。

☑ 将内裤脱至能够看见臀裂（双臀之间的裂缝）的位置。

☑ 阻力消失法（lose of resistance，LOR）用注射器的重量也要计算在内。

☑ 不可在拔去硬膜外穿刺针芯后寻找穿刺方向。

未能顺利到达硬膜外腔时

当硬膜外穿刺针方向正确、顺利抵达韧带时，再使用阻力消失法（lose of resistance，LOR）每次前进 2mm 直到阻力消失为止。但是，有时也会出现针尖刺往椎骨没能抵达硬膜外腔的情况。出现这种情况基本上都是因为不正确的进针方向，此时如何改变进针方向尤为重要。

改变硬膜外穿刺针进针方向

再次确认穿刺针方向是否正确虽然也很重要，但认识到错误后也有必要及时反省自己的穿刺路线。此时需要了解的穿刺指标就是"臀裂（双臀之间的裂缝）"。臀裂从人体底侧看呈一条直线，并与背面呈垂直角度。利用这个特点，就能确认自己的硬膜外穿刺针角度是否正确。

第 18 章
⇨参见第 48 页

专 栏

推荐使用臀裂（先人的智慧）找准正中位置

硬膜外穿刺时只能凭借三次元思维进行穿刺。穿刺时并不知道刺入部位，穿刺针是否在正中位置垂直刺入脊髓。虽然不知道穿刺位置是否在正中，但通过臀裂我们能知道穿刺针是否与脊髓垂直。通过前人的实践我们知道了背面与臀裂呈直角（图 1）。虽然没有确实证据，但笔者认为此法有助于找准正中位置。

注意注射器的重量

LOR 用注射器的本身的重力会让膜外穿刺针后侧往下坠，穿刺针的前端会朝上（产妇左侧）移动（图 2）。尤其是使用较重的玻璃注射器时，一不小心穿刺针就会往上翘，穿刺时一定要注意。

第 22 章
⇨参见第 56 页

带着注射器寻找韧带很危险

当找不到硬膜外腔时，不管是谁都会焦虑。碰到这种情况时，有些麻醉医生会拔去穿刺针芯，带着注射器寻找韧带，这种做法是非常危险的，绝对不可取。

硬膜外穿刺可能导致髓膜炎

被拔去内芯的穿刺针尖部如果被纤维组织等堵住，接下来就无法用 LOR 顺利穿刺，增加硬膜外穿刺的风险。就算成功施行了硬膜外穿刺，也只会将堵塞住硬膜外穿刺针尖的纤维组织等强行带入蛛网膜下腔，会有诱发髓膜炎的危险。

因为穿刺时，背面不一定会与床面呈直角，所以此时与背面呈直角的臀裂对判断进针角度非常有参考价值。

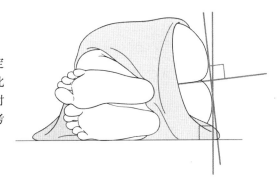

图 1　臀裂与背面的角度

因为注射器本身的重量（尤其是玻璃制品），硬膜外穿刺针很容易往上翘。

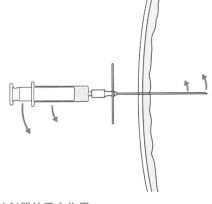

图 2　LOR 注射器的重力作用

使用阻力消失法的注意事项

要点

- ☑ 硬膜外穿刺针每次前进 2mm 直到阻力消失为止。
- ☑ 阻力消失法（lose of resistance，LOR）用注射器有玻璃注射器和塑料注射器。
- ☑ 注射器中的填充物可以选择空气或生理盐水。

阻力消失法的实践

当硬膜外穿刺针到达棘间韧带，也就是笔者所称的"韧带感"地带时，拔去穿刺针内芯，装置阻力消失法（lose of resistance，LOR）用注射器后，再次确认一下是否有阻力（resistance）。因为穿刺针也有可能会瞬间进入硬膜外腔。

硬膜外穿刺针一边确认阻力，一边每次笔直往前走 2mm（图 1）。阻力消失，就表明穿刺针已经到达硬膜外腔。

> **备忘录**
>
> **硬膜外穿刺针前进的长度**
>
> 硬膜外腔直径一般为 5~10mm。硬膜外穿刺针针孔不到 2mm。每次前进 2mm 就不会出现穿过硬膜外腔的情况，针孔就会留置于硬膜外腔内，也能顺利进行硬膜外导管插管。

LOR 用注射器的种类及填充物

LOR 用注射器既有玻璃制品也有塑料制品。虽然很多医生因为玻璃注射器推药时很顺滑喜欢用玻璃注射器，但用玻璃注射器推生理盐水时可能会有推注不顺畅的情况。并且很多医生没有意识到注射器的重量带来的问题。而现在的塑料注射器不仅轻巧并且推药顺畅，使用的人越来越多。

注射器内的填充物既可以是空气也可以是生理盐水。根据填充物不同分别把这些方法称为"注气试验"与"注水试验"。注气试验容易造成颅内积气或麻醉药扩散不均等问题，而注水试验可能会导致硬膜外穿刺困难[1]。

通过对比 LOR 用注射器的种类与填充物的优缺点（表 1），可以选出最合适的组合。目前一般会选择使用塑料注射器和注水试验进行穿刺。

第 20 章
⇨参见第 52 页

在 LOR 中往硬膜外腔的注入量

通过 LOR 到达硬膜外腔后的注入量，根据接下来操作需要的不同会出现改变。只需要插入硬膜外导管时，稍微多注入一些填充物（3ml 以上）可以防止导管误入血管内。腰硬联合麻醉（CSEA）时，使硬膜外腔膨胀会让硬膜变远，不利于穿刺针进入蛛网膜下腔。因此只需要注入少量填充物（2ml 以下）即可（图 2）。

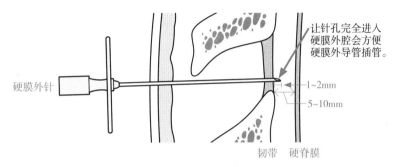

图 1　阻力消失法的实践

表 1　LOR 用注射器的种类与填充物的优缺点

注射器种类	优点	缺点
玻璃制品	推药顺滑、推空气不会有阻力	重，也有推药时受阻的情况
塑料制品	轻巧	推药时多少有些阻力
填充物	优点	缺点
空气	用玻璃注射器推注时无阻力	颅内积气，麻醉药扩散不均
生理盐水	可以防止导管误入血管内	重，很难预防意外硬脊膜穿破（UDP）

UDP：unintentional dural puncture（第 42 章，参见第 96 页）

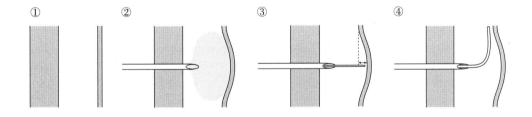

如②一样往硬膜外腔注入生理盐水的话，蛛网膜会离穿刺针越来越远。如③所示施行腰硬联合麻醉（CSEA）时虽然会很困难，但④中插入硬膜外导管时则会很容易。

图 2　硬膜外腔生理盐水注入量

参考文献

［1］Shenouda PE, Cunningham BJ. Assessing the superiority of saline versus air for use in the epidural loss of resistance technique: a literature review.Reg Anesth Pain Med, 2003, 28（1）: 48 – 53.

第23章

置入硬膜外导管及拔出硬膜外针的技巧

要点

☑ 注意插入硬膜外导管时有无阻力。

☑ 硬膜外导管最合适的留置长度为5cm左右。

☑ 硬膜外导管不可置入体内过长。

置入硬膜外导管（图1）

　　置入硬膜外导管时，要牢牢固定硬膜外穿刺针后，以每次1cm以内的速度将导管置入体内。确认穿刺针长度，当导管插入长度超过穿刺针时导管就会进入硬膜外腔（图2）。此时，要注意导管前方有无阻力。

　　当产妇出现麻痹反应时，一定要迅速拔出导管再行穿刺。再次穿刺前最好是确认身体哪侧出现了麻痹反应。

　　因为硬膜外导管最合适的留置长度是4~6cm[1]，许多医疗机构规定留置长度为5cm（图3）。硬膜外穿刺针的针尖部至硬膜外导管插入部长度约为10cm，所以硬膜外导管插管长度约为15cm。考虑到硬膜外导管脱落的风险，此时可将导管再往硬膜外腔内送2cm左右。但要注意避免过度插管时对静脉丛的损害。

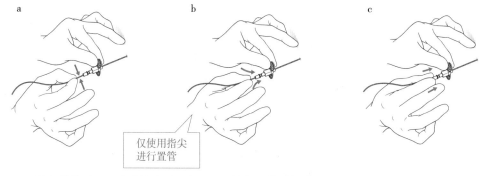

a　　　　　　　　b　　　　　　　　c

仅使用指尖
进行置管

置入导管时，一边确认有无阻力，一边捻住导管以每次1cm以内的长度慢慢置入。

图1　置入硬膜外导管

拔出硬膜外针（图4）

留置好硬膜外导管，最后再将硬膜外穿刺针拔出。此时只将穿刺针拔出即可，不要摇动硬膜外导管。一旦摇动硬膜外导管，导致硬膜外导管出现弯折，很可能引起硬膜外穿刺针斜面断裂。

在进行抽吸测试之前，在皮肤外留出5cm左右的硬膜外导管进行调整。

第24、38、39章
⇨参见第60、88、91页

备忘录

置入硬膜外导管时有阻力的原因
（1）硬膜外穿刺针尖没有进入硬膜外腔。
（2）硬膜外导管误入血管内。
（3）硬膜外导管误入蛛网膜下腔。
当怀疑上述情况出现时，最好能果断拔出导管再行穿刺。

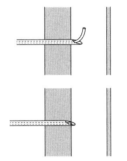

注意导管前端穿越硬膜外穿刺针时有无阻力。

图2　置入硬膜外导管时的阻力

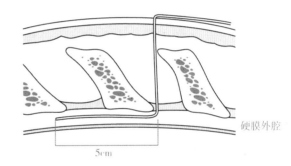

硬膜外腔

5cm

为了在硬膜外腔内留置5cm导管，可在皮肤外留出5cm的导管进行固定。

图3　导管留置长度（5cm）

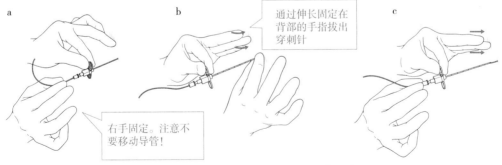

a

b　通过伸长固定在背部的手指拔出穿刺针

右手固定。注意不要移动导管！

c

留置导管，拔出硬膜外穿刺针时，不动导管只拔针。

图4　导管留置（拔出硬膜外穿刺针）

参考文献

[1]　Beilin Y, Berstein HH, Zucker-Pinchoff B. The optimal distance that a multiorifice epidural catheter should be threaded into the epidural space. Anesth Analg, 1995, 81 : 301–304.

第 24 章

如何确认硬膜外导管的误置

要点

☑ 硬膜外导管误置可能会导致母体发生致命的并发症。

☑ 插入硬膜外导管时确认是否有阻力。

☑ 一次抽吸试验及试验剂量（test dose）无法诊断硬膜外导管是否误置。

何谓硬膜外导管误置

硬膜外导管的误置分为蛛网膜下腔误置及血管内误置。导管误置入蛛网膜下腔会导致全脊髓麻醉，误置入血管则会导致局部麻醉药中毒。因为不管哪一种都是致命的并发症，所以一定要尽早察觉（表1）。

第 38~40 章
⇨参见第 88~93 页

硬膜外导管误置的预防方法

为了不引起硬膜外导管误置，首先绝对不可以用力置入导管。置管时如有阻力，不可强行置入，必须用阻力消失法（loss of resistance，LOR）等再次进行确认操作。另外，为了降低导管误置入血管的风险，可以用阻力消失法在硬膜外腔内注入 3ml 以上的生理盐水。

第 23 章
参见第 58 页

第 22 章
⇨参见第 56 页

硬膜外导管误置的确认方法

抽吸试验

通过一次抽吸实验无法确认硬膜外导管是否出现误置，所以无痛分娩中必须全程进行心电监护。尤其是大力抽吸试验的结果容易呈假阴性，所以抽吸时应该慢慢进行低压抽吸。

虽说从导管持续抽吸出脑脊液就证明导管误置入蛛网膜下腔，但与血液不同的是，脑脊液从颜色上很难和通过阻力消失法注入的生理盐水进行区别。把抽取出来的液体通过试纸测试糖分后很容易知道是不是脑脊液。生理盐水与局部麻醉用的芬太尼不含糖分，而脑脊液含糖分。

另外，如果能够持续抽吸出血液就证明导管误置入血管。但是有时可能会因为硬膜外腔血管的损伤导致少量血液被抽吸出来。当怀疑是否误置时应立即拔出导管，再次置入导管前应该注意用生理盐水冲洗导管内的血液，以防发生导管内阻塞。如果换新导管重新置入则可安心置管。

试验剂量（test dose）

局部麻醉使用的 1% 利多卡因等通过硬膜外导管往导管内投放 3ml 左右。如果出现导管误置入蛛网膜下腔，则会出现双下肢麻醉，通过这样的检测不会导致全脊髓麻醉的后果。另外，如果出现导管误置入血管，会出现耳鸣或味觉异常（铁锈味）等症状，这个投放量并不会导致脉搏紊乱或痉挛。

每次往硬膜外投放麻醉药时，要有做试验剂量的想法及准备。

抽吸试验应该最后施行

抽吸试验要在硬膜外导管固定后进行。进行抽吸试验后再改变导管位置的话，此抽吸试验没有任何意义。

误置确认蛛网膜下腔的确认法

通过抽吸试验确认导管是否误置蛛网膜下腔时，根本就无法区分注射器内的生理盐水是否在增加。因此，将注射器前端向上，等负压增加后，如果是误置的话将会有液体徐徐滴下（图 1）。

表 1　硬膜外导管误置导致的致死并发症

误置类别	并发症	致死事件
蛛网膜下腔	全脊髓麻醉	呼吸停止
血管内	局部麻醉药中毒	呼吸停止，心跳停止

倒置注射器后确认有无液体持续滴落（如果不能倒置注射器，则观察能否持续抽取液体）。并且在抽取液体后用试纸测试液体内是否含糖。如果是脑脊液，则呈阳性。

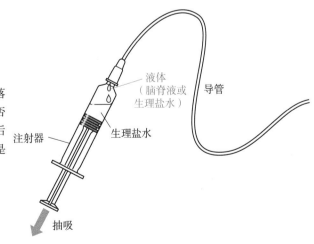

图 1　导管误置入蛛网膜下腔的确认方法

第 25 章

固定硬膜外导管的技巧

> **要点**
>
> ☑ 在抽吸试验后固定硬膜外导管。
>
> ☑ 必须牢牢固定导管，否则会导致意外拔管。
>
> ☑ 体位前屈时容易导致导管脱落，更换体位时要注意。

硬膜外导管的深度（长度）

在硬膜外腔内留置5cm硬膜外导管并且进行抽吸试验呈阴性，再进行试验剂量（test dose）检测后将导管固定在皮肤上。一般日本女性的硬膜外腔至皮肤的距离为 4~5cm[1]。也就是说，裸露在皮肤外的导管为留置长度＋5cm以后的部分。所以要在导管 9~10cm 处进行固定。

将硬膜外导管固定在皮肤上

固定硬膜外导管时使用免缝胶带等清洁的胶带进行固定，并且要使导管不易脱落。为了方便插管，硬膜外导管上通常会有显示长度的标记，贴不透明的胶带时注意不要覆盖显示 10cm、15cm 的标记（图1）。并且在穿刺部位不可贴不透明的胶带。最近出现了用来固定硬膜外导管穿刺部位的透明胶带（图2）。导管要一直固定至肩头，在棘突和肩胛骨周围固定时胶布与皮肤之间不能留有缝隙，固定完毕后接上患者自控镇痛（PCA）装置。

需要注意的是，肥胖者皮下组织较厚，且体位前屈时容易导致导管脱落（图3）。

参考文献

[1] 岡　憲史，硲野哲，岡田俊樹ほか：産婦における皮膚から硬膜外腔迄の距離について．麻酔，34：1510-1514，1985．

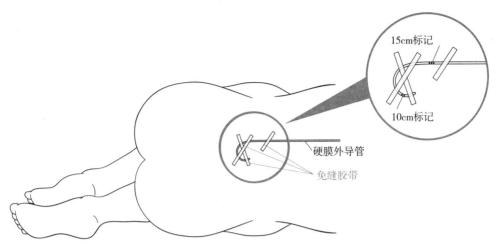

硬膜外导管穿刺部位以及 10cm、15cm 标记处都不可贴胶布。

图 1　固定硬膜外导管

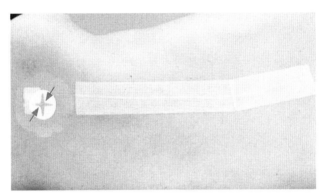

因为透明胶带的中间呈透明状态(→),可以很好地观察穿刺部位。

图 2　固定硬膜外导管胶带

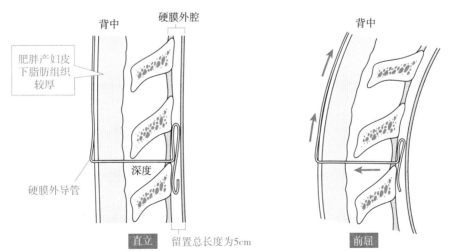

一旦体位前屈,固定在皮肤上的硬膜外导管容易拉扯硬膜外腔内的导管。

图 3　肥胖产妇导管容易脱落

第 26 章

是否需要进行无痛分娩记录

要点

☑ 因为无痛分娩属于医疗行为，所以必须进行记录。

☑ 无痛分娩记录一般包括疼痛情况、产程中情况、麻醉相关事项。

☑ 无痛分娩记录会在信息共享与事后回顾中发挥重要作用。

何谓无痛分娩记录

无痛分娩记录是用来记录分娩经过及医疗行为的，因为其与麻醉记录、手术记录等同样被收录在病例夹中，所以有义务进行无痛分娩记录。虽说根据医疗机构的不同，记录的内容多少有些差异，但无痛分娩记录可以在医务人员之间共享。从安全角度出发进行无痛分娩记录也是非常必要的。并且这些记录在临床研究与人才培养方面也能发挥作用。因为每个医疗机构都有自己的分娩过程表，所以写出的记录内容最好是具有统一性。

第 6 章
⇨参见第 24 页

无痛分娩记录中必须包括的信息

很多医疗机构都会使用时间轴明确的无痛分娩过程表。日本圣隶滨松医院使用的无痛分娩过程表如图 1 所示。一般需要记录的内容包括 3 大部分：关于疼痛的信息；关于分娩进程的信息；关于麻醉的信息（必须记录关于穿刺过程的信息）。

①关于疼痛的信息

使用疼痛数字评价量表（numerical rating scale，NRS）或视觉模拟评分法（visual analogue scale，VAS）进行疼痛评估。患者的主观意识可以用数字表示。NRS 评分低于 3 时就可以开始疼痛管理了。

②关于分娩进程的信息

记录内诊情况、子宫收缩次数、缩宫药物的投药速度等。羊水破水时间也非常重要。

③关于麻醉的信息

麻醉药投放量、麻醉程度（低温测试）、爆发痛（breakthrough pain，BTP）、发生爆发痛时的用药情况等都是与穿刺有关的信息，必须进行记录。如图 1 所示，日本圣隶滨松医院的无痛分娩过程表中，有对爆发痛进行记录的部分。通过此记录，为完成一场高质量的无痛分娩而创造优质条件（笔者通过参考日本国立成育医

第 27、34 章
⇨参见第 66、80 页

疗研究中心与新加坡竹脚妇幼医院的无痛分娩记录做成该表）。

无痛分娩记录的展望

现今无痛分娩记录主要是通过临床至书本的循环进行运用。但观望如今 AI 的良好发展势头，从现在开始准备大量实用的无痛分娩数据就尤为重要。今后数据化将是不可避免的趋势。另外，虽然麻醉记录的时间轴一般都是横轴，但令人尴尬的是，在无痛分娩中纵轴的时间轴更好进行记载。数据化来临时这个问题应该也会得到解决。

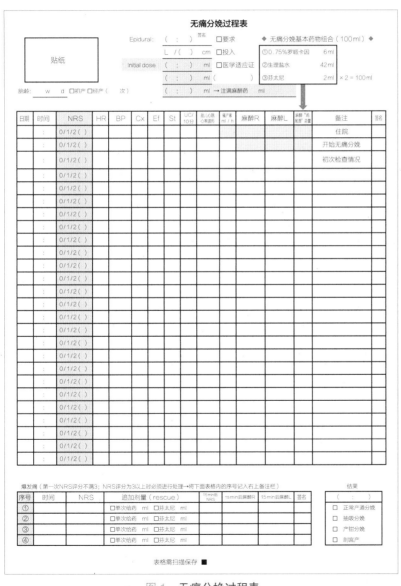

图 1 无痛分娩过程表

第 27 章

何谓无痛分娩效果判定（初期镇痛）

要点

☑ 初次投放麻醉药后必须确认是否有镇痛效果。

☑ 因为疼痛为主观感觉，所以要把疼痛程度数据化后进行判断。

☑ 可以通过酒精棉等低温试验进行麻醉效果的评价。

☑ 通过低温试验确认麻醉的范围。

初期镇痛

无痛分娩投放麻醉药后，必须对其麻醉效果进行评价。当有镇痛效果产妇的阵痛得到缓解时，就是"有效初期镇痛"的表现。无痛分娩效果判定包括疼痛评估与麻醉评估。

疼痛评估

事实上，对于疼痛的评价是一种主观的判断，想得到客观的评价是非常困难的。为了能够记录主观的疼痛评价数据，必须使用一些疼痛评估法（图 1）。

最常使用的评分法为疼痛数字评价量表（numerical rating scale，NRS）。能够想象的最痛为 10，无痛为 0。请产妇根据个人疼痛感受回答现在的疼痛等级。另外，还有将疼痛表现为一把尺子的视觉模拟评分法（visual analogue scale，VAS）。在尺子上可以通过 10 或 100 个等级来把疼痛变成数字。此外还有面部表情评估法，即给患者看面部表情图片，让其选出最符合自己心中所想的那一张。通过人对面部表情的记忆，同样也可以分 10 或 100 个等级。

> **备忘录**
>
> **笔者不使用面部表情评估法的原因**
>
> 因为在面部表情评估法中，无痛的时候不一定都会选择笑脸，此时疼痛程度并不好判断。作为无痛分娩的管理指标来说，此评估法很难使用。

麻醉评估

麻醉评估方法有痛觉测试与低温测试。因为无痛分娩相较于剖宫产侵袭性小，所以选择低温测试的人会比较多。感觉的神经传导纤维是不同的，传导痛觉测试中尖锐疼痛的是 Aδ 纤维，而传导低温测试中缓慢温度变化的是 C 纤维。需要了解的是，在低温测试中酒精棉换为冰块时，其刺激性也会有与痛觉测试相同的效果。

实际上通过低温测试能够确认脊椎胸 10（T_{10}）至骶 2（S_2）的麻醉程度。T_{10} 一般在肚脐水平，S_2 一般在大腿根水平。对下半身麻醉评估在分娩第 2 期中非常重要（图 2）。

第 26 章
⇨参见第 64 页

■ 专 栏 ■

一般情况下只会进行无痛分娩偏头侧部位的麻醉评估。但实际上很多产妇在分娩第 2 期中会出现爆发痛（breakthrough pain，BTP）。这是因为没有对下半身进行麻醉评估造成的。虽然最理想的状态是麻醉效果到达骶 4（S_4），但不好对会阴部进行频繁的测试。但是可以通过内诊时和导尿时向患者确认麻醉情况。

第 34 章
⇨参见第 80 页

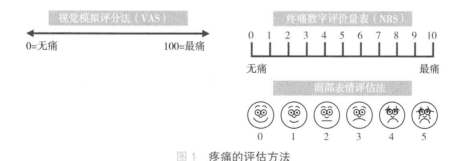

图 1　疼痛的评估方法

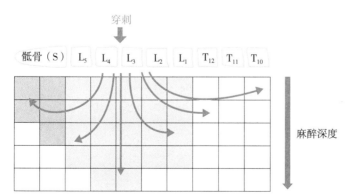

在无痛分娩中，确定上至 T_{10}、下至 S_2 都有麻醉效果。

图 2　无痛分娩必须达到的麻醉效果

第28章 | 通过硬膜外麻醉实施无痛分娩的具体方法

要点

☑ 确认该病例是否需要硬膜外麻醉。

☑ 使用硬膜外导管时每次投药都要有试验剂量的心理准备。

☑ 原则上每隔 5min 投药 5ml，共 3 次。

☑ 初次投药 30min 后判断无痛分娩效果。

☑ 确认麻醉效果后就可施行硬膜外自控镇痛（PCEA）。

通过硬膜外麻醉实施无痛分娩的情况（表1）

紧急剖宫产时，因为想要避免全身麻醉而考虑硬膜外导管视为主要原因进行无痛分娩的情况下，最好是选择硬膜外麻醉。这个选择关系到母体与胎儿。除此之外，不管选择硬膜外麻醉还是腰硬联合麻醉（CSEA）都可。

第13章
⇨参见第38页

专栏

胎儿一过性心动过缓

过快的镇痛或过强的阵痛，都有可能引起胎儿一过性心动过缓[1]。在开始麻醉前，胎儿一过性心动过缓频繁或是因为胎儿不适应的问题诱发分娩的情况下，选择硬膜外麻醉。

通过硬膜外麻醉实现初期镇痛（图1）

第46章
⇨参见第104页

把"鸡尾酒"麻醉药 5ml 作为初期投药投放至硬膜外导管。每次投药时都要有投放试验剂量的心理准备，第一次投放麻醉药时需要特别注意是否有生命体征异常（如低血压）、双脚运动麻痹、耳鸣、味觉异常等。投药后的 5min 要密切观察患者是否有导管误入血管、误入蛛网膜下腔导致的局部麻醉药中毒或高位蛛网膜下腔麻醉等症状。没问题的话，再投 5ml "鸡尾酒"麻醉药，观察 5min，最后再投 5ml 后观察 5min。一共投入 15ml 麻醉药后，再观察麻醉投药开始 30min 后患者是否实现了初期镇痛。

第38~39章
⇨参见第88~91页

备忘录

无痛"鸡尾酒"

现在日本最常见的配方：0.1% 罗哌卡因或左布比卡因（添加芬太尼 2μg/ml）

效果判定

初期镇痛效果必须采用疼痛数字评价量表（numerical rating scale，NRS）对疼痛进行评估和采用麻醉评估法对左右麻醉水平进行评估。仅凭疼痛评估无法完全掌握麻醉情况。当 NRS 在 3 以上以及左右麻醉评估 $T_{10} \sim S_2$ 麻醉效果不足时，必须追加投放麻醉"鸡尾酒" 5~10ml，投药 15min 后进行判断。最后效果还不明显的话，就要进行硬膜外导管的更换。初期镇痛有效后，就可以"换乘"为硬膜外自控镇痛（patient-controlled epidural analgesia，PCEA）。

第 27 章
⇨参见第 66 页

表 1 无痛分娩时使用硬膜外麻醉的缺点

缺点	详细情况
麻醉效果慢	· 到产生麻醉效果需要 30min 左右 · 可能没办法赶上经产妇的第 2 期
胎儿一过性心动过缓	· 虽然不会像腰硬联合麻醉（CSEA）那么频繁但也需引起重视

第 13 章
⇨参见第 38 页

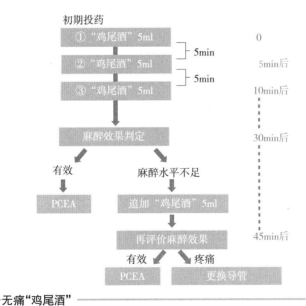

图 1 硬膜外麻醉的初次投药流程图

参考文献

[1] Mardirosoff C, Dumont L, Boulvain M. Fetal bradycardia due to intrathecal opioids for labour analgesia: a systematic review. BJOG, 2002, 109: 274-281.

通过腰硬联合麻醉实施无痛分娩的具体方法

要点

☑ 确认该用腰硬联合麻醉（combined spinal and epidural anesthesia, CSEA）的情况。
☑ CSEA 能够确保稳定快速的镇痛效果。
☑ "换乘"至硬膜外自控镇痛（patient-controlled epidural analgesia, PCEA）很重要。
☑ 因为容易引起胎儿一过性心动过缓，所以必须具备紧急子宫弛缓的知识。

通过腰硬联合麻醉实施无痛分娩的情况（表 1）

在经产妇的宫口全开（分娩第 2 期）后进行麻醉时，可以选择腰硬联合麻醉（combined spinal and epidural anesthesia，CSEA）。但是，考虑到安全问题，为了在紧急剖宫产中使用硬膜外导管避免全身麻醉的患者，最好是进行硬膜外麻醉。腰硬联合麻醉是通过蛛网膜下腔进行麻醉的，麻醉时不能确保硬膜外导管的准确度，无法保证能进行安全的麻醉。

第 13、28 章
⇨参见第 38、68 页

通过腰硬联合麻醉实现初期镇痛（图 1）

腰硬联合麻醉不仅在蛛网膜下腔进行初期投药时能够保证快速的镇痛效果，并且后期能通过硬膜外导管提供持续的麻醉效果。此麻醉法以欧美为中心正在全世界得到普及[1]。施行麻醉时大都使用腰硬联合麻醉穿刺针进行麻醉。其局部麻醉药剂量也远低于剖宫产需要的剂量。

备忘录

腰硬联合麻醉的处方

通过腰硬联合麻醉在蛛网膜下腔进行初期投药能实现初期镇痛。但是在分娩早期（阵痛不是很强烈时）使用该麻醉法时，只需要加入芬太尼与生理盐水即可。

0.5% 麻卡因   0.5ml
芬太尼   0.2ml
生理盐水   1.3ml   （总量 2ml）

效果判定

与硬膜外麻醉初期镇痛评估相同，腰硬联合麻醉要在麻醉开始 10min 后，使用疼痛数字评价量表（numerical rating scale，NRS）进行疼痛评估以及评估左右麻醉效果。一般都会得到下肢无运动神经麻痹，下腹至会阴镇痛效果良好的结果。但是，当未达到镇痛效果也就是 NRS 不满 3、$T_{10} \sim S_2$ 麻醉程度不够时，必须追加 5~10ml 无痛"鸡尾酒"镇痛，等 15min 后再次进行评估。此时麻醉效果还不明显的话，则必须拔管重新穿刺。母体在获得初期镇痛、生命体征稳定后，"换乘"至硬膜外自控镇痛（patient-controlled epidural analgesia，PCEA）。

第 27 章
⇨参见第 66 页

第 32 章
⇨参见第 76 页

腰硬联合麻醉的注意事项（胎儿一过性心动过缓）

与硬膜外麻醉相比，虽然腰硬联合麻醉更容易引起母体低血压，但与剖宫产相比，低血压的程度及频率在一般情况下并不会造成问题。另外还有研究表明，通过蛛网膜下腔麻醉，会造成母体在疼痛迅速缓解后减少释放出儿茶酚胺，从而导致子宫收缩过度，较易引起胎儿一过性心动过缓。

第 46 章
⇨参见第 104 页

表 1　通过 CSEA 进行无痛分娩的并发症·问题

并发症·问题	详细情况
低血压	因为与剖宫产的麻醉量不同，所以影响较小
胎儿一过性心动过缓	子宫收缩⇦母体儿茶酚胺低下（处理紧急子宫弛缓）
瘙痒感	约一半患者出现症状，在 2h 左右缓解
硬脊膜穿刺后头痛	CSEA 的穿刺针为 27G，非常细，所以发生率比较稳定
无法在早期确认导管是否安全	确认导管是否安全需要一定时间⇨避开可能导致紧急剖宫产的患者使用 CSEA

第 13、34、46 章
⇨参见第 38、80、104 页

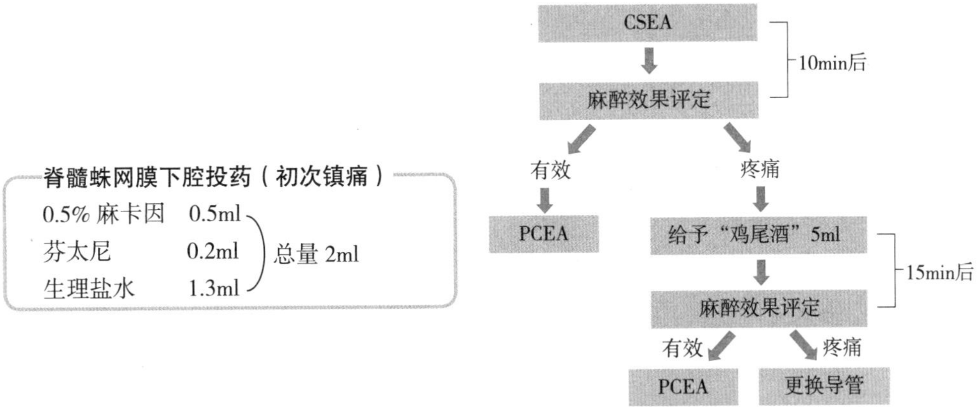

脊髓蛛网膜下腔投药（初次镇痛）
0.5% 麻卡因　0.5ml
芬太尼　　　0.2ml　总量 2ml
生理盐水　　1.3ml

CSEA
10min后
麻醉效果评定
有效　疼痛
PCEA　给予"鸡尾酒"5ml
15min后
麻醉效果评定
有效　疼痛
PCEA　更换导管

图 1　通过 CSEA 进行无痛分娩的流程图

参考文献

[1] Clarke VT, Smiley RM, Finster M. Uterine Hyperactivity after Intrathecal Injection of Fentanyl for Analgesia during Labor: A Cause of Fetal Bradycardia? Anesthesiology, 1994, 81：1083.

第 30 章

患者自控镇痛的设定

> **要点**
>
> ☑ 很多医疗机构在无痛分娩中将患者自控镇痛（patient-controlled analgesia，PCA）作为标准管理法来使用。
> ☑ 减少总麻醉药剂量，将不良反应控制到最小。
> ☑ PCA 可以进行三种设定，各个机构可以自行选择。

何谓患者自控镇痛（图 1）

患者自控镇痛（patient-controlled analgesia，PCA）是指患者在感到疼痛时，能够自己按压机器的按钮进行麻醉投药的疼痛管理方法。通过对最小的麻醉剂量作出调整，让患者能够及时镇痛[1]。由此，药物的不良反应也及时得到了控制。现在很多医疗机构会在无痛分娩中将患者自控镇痛作为标准管理法来使用。

无痛分娩时患者自控镇痛的使用方法

使用方法为，通过硬膜外麻醉或腰硬联合麻醉获得初期镇痛后，在给予无痛"鸡尾酒"镇痛时使用 PCA 装置。因为无痛分娩中使用患者自控镇痛时基本都是在硬膜外腔投药，加上硬膜外腔（epidural）的首字母"E"后，就经常被称为硬膜外自控镇痛（patient-controlled epidural analgesia，PCEA）。

第 28~29 章
⇨参见第 68~71 页

> **备忘录**
>
> **患者自控静脉镇痛（IV-PCA）**
>
> 无痛分娩时使用的有关的患者自控镇痛（PCA），除了 PCEA 外，还有患者自控静脉镇痛（IV-PCA）。IV 为静脉投药（intravenous）的缩写，就是自己调节药物剂量的患者通过静脉投药。无法局部麻醉（硬膜外麻醉或腰硬联合麻醉）的产妇可以选择芬太尼使用 IV-PCA。但麻醉相关事宜必须由麻醉医生来管理。

第 36 章
⇨参见第 84 页

患者自控镇痛的设定方法（表 1、表 2）

患者自控镇痛的设定中包括背景剂量（background dose）、单次给药量（bolus dose）、锁定时间（lock-out time）。另外，通过设置患者自控镇痛可以减轻医务人员的工作压力。一般情况会如下所示进行设定。

备忘录

PCA 的一般设定
- 背景剂量：无
   （如果有导管误置入血管或蛛网膜下腔会非常
   危险，不推荐设定该项目）。
- 单次给药量：3~5ml。
- 锁定时间：10~20min。

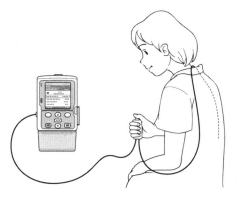

图 1　硬膜外自控镇痛（PCEA）

表 1　**患者自控镇痛（PCA）的设定项目**

PCA 设定项目	详细情况
背景剂量	即使不按按钮也会持续给药
单次给药量	按按钮时给药
锁定时间	按按钮后机器停止运作的时间

表 2　**各个机构的患者自控镇痛（PCA）的设定内容**

		日本国立成育医疗研究中心	圣隶滨松医院
无痛"鸡尾酒"		0.1% 左布比卡因 （添加芬太尼 2μg/ml）	0.09% 罗哌卡因 （添加芬太尼 2μg/ml）
PCA 的设定	背景剂量	无	无
	单次给药量	5ml	5ml
	锁定时间	15min	15min
	其他	无	带有 PIB 功能

第 31 章
⇨参见第 74 页

PIB：programmed intermittent bolus，程控间歇药物注射

参考文献

[1]　van der Vyver M, Halpern S, et al. Patient−controlled epidural analgesia versus continuous infusion for labor analgesia: a meta−analysis, Br J Anaesth, 2002, 89 : 459 – 465.

新概念——程控间歇药物注射、计算机整合自控镇痛

要点

☑ 硬膜外自控镇痛（PCEA）有程控间歇药物注射（PIB）和计算机整合自控镇痛（CIPCA）两项追加功能。

☑ PIB 和 CIPCA 都是为了抑制分娩过程中的爆发痛（BTP）而进行合用。

☑ PIB 为单次给药。

☑ CIPCA 为持续给药。

硬膜外自控镇痛的局限

无痛分娩硬膜外自控镇痛（patient-controlled epidural analgesia，PCEA）中一般不进行持续给药，所以会出现患者迟迟不敢按按钮或分娩极速进展导致发生爆发痛（breakthrough pain，BTP）等问题。为此进行了器械的改良，程控间歇药物注射（programmed intermittent boluses，PIB）与计算机整合自控镇痛（computer-integrated patient-controlled analgesia，CIPCA）就是改良后的镇痛方式。这些是新加坡竹脚妇幼医院（KK Women's and Children's Hospital）的 Alex Sia 等经过考察后得出的结论 [1, 2]（表 1，图 1），解决了无痛分娩管理中医师人力不足的问题。

第 30 章
⇨参见第 72 页

第 34 章
⇨参见第 80 页

患者自控镇痛的新概念

程控间歇药物注射（PIB）

程控间歇药物注射（PIB）是指即使患者不用按 PCEA 按钮，经过一段时间后也会出现单次给药的程序。即使是不听从医嘱的产妇，通过 PIB 也能保证持续有效麻醉，防止爆发痛。日本国内已经装置了 Smith Medical 公司的 CADD-Solis（图 2）。一般情况下会把无痛分娩的 PIB 间隔设定为 45~60min。

计算机整合自控镇痛（CIPCA）

第 9 章
⇨参见第 31 页

CIPCA 是将前一小时内 PCEA 被按压的次数进行统计后，决定下一小时持续给药剂量的程序。和 PIB 不同，CIPCA 是通过持续给药来保证有效麻醉。此法在日本尚未普及。

■ 专 栏 ■

日本首例使用 PIB 的病例

　　圣隶滨松医院在 2014 年 4 月首次在国内无痛分娩中使用了 PIB。
作为参考对程序设定进行介绍。

＜ PCEA ＋ PIB ＞

・器械装置

CADD-Solis（Smith Medical 公司）

・麻醉"鸡尾酒"

0.09% 罗哌卡因（添加芬太尼 2μg/ml）

・PCEA

背景剂量：无

单次给药量：5ml

锁定时间：15min

・PIB：每隔 45min 单次给药 5ml

表 1　PIB 与 CIPCA 的特点

PCEA 的追加设定	给药量的决定因素	给药方法
程控间歇药物注射（PIB）	每隔一定时间投放一次	单次给药
计算机整合自控镇痛（CIPCA）	根据前一小时 PCEA 的按压次数决定下一小时持续给药量	持续给药

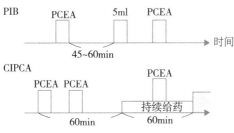

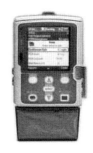

图 2　CADD-Solis

患者不用按 PCEA 按钮，经过 45~60min 也会出现单次给药
CIPCA：将最近一小时内 PCEA 被按压的次数进行统计后，决定下一小时持续给药剂量。

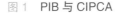

图 1　PIB 与 CIPCA

参考文献

[1] Sia AT, Lim Y, Ocampo CM. A Comparison of a basal Infusion with automated mandatory boluses in parturient-controlled epidural analgesia during Labor. Anesth Analg, 2007, 104：673-678.
[2] Lim Y, Sia AT, Ocampo CM. Comparison of computer integrated patient controlled epidural analgesia vs. conventional patient controlled epidural analgesia for pain relief in labour. Anaeth, 2006, 61：339-344.

第 32 章

如何"换乘"至硬膜外自控镇痛

要点

☑ 经过初期镇痛后，产妇自己控制麻醉剂量转为硬膜外自控镇痛（PCEA）的过程称为"换乘"至 PCEA。

☑ 通过硬膜外麻醉和腰硬联合麻醉（CSEA）"换乘"至 PCEA 的效果不同。

☑ 通过硬膜外麻醉进行的无痛分娩，相较之下较为顺利。

☑ 通过 CSEA 进行无痛分娩时，必须要在了解其特点的基础上"换乘"至 PCEA。

何谓"换乘"至硬膜外自控镇痛

在无痛分娩中，不管是进行硬膜外麻醉还是腰硬联合麻醉（combined spinal and epidural anesthesia，CSEA），都只在初期镇痛时方法有所不同，接着都会转移至由产妇自己按按钮进行疼痛管理模式。这个就是"换乘"至硬膜外自控镇痛（patient-controlled epidural analgesia，PCEA）的概念（图 1）。而因为硬膜外麻醉与腰硬联合麻醉（CSEA）的麻醉方式不同，必须对两者单独说明。

第 5 章
⇨参见第 22 页

"换乘"至硬膜外自控镇痛的实质

硬膜外麻醉

通过硬膜外麻醉进行无痛分娩，在初次给药时需通过硬膜外导管总计给药麻醉"鸡尾酒"15ml（分 3 次给药）。实现了有效初期镇痛后，硬膜外腔填满了麻醉药。在此状态下，即使麻醉效果开始消失，只要产妇及时按下 PCEA 按钮对硬膜外腔进行给药，有效镇痛出现的时间也会少于初期镇痛时所需的时间。与 CSEA 相比，硬膜外麻醉能更加顺利地进行"换乘"至 PCEA 的过程（图 2）。

第 28 章
⇨参见第 68 页

腰硬联合麻醉（CSEA）

与硬膜外麻醉不同的是，通过腰硬联合麻醉（CSEA）进行无痛分娩时，是通过蛛网膜下腔实现初期镇痛的。初期镇痛时硬膜外腔里只会有为了防止导管误置血管或蛛网膜下腔的试验剂量（test dose），也就是说硬膜外腔完全处于"Dry"状态。在此状态下，即使在镇痛效果开始消失时产妇按下按钮重新在硬膜外腔进行给药，直到发挥药效为止也需要等 30min 左右。并且硬膜外麻醉在有效初期镇痛就需要 15ml 麻醉"鸡尾酒"，如此看来给药剂量远远不够（图 3）。

第 29 章
⇨参见第 70 页

也就是说，采用 CSEA 施行无痛分娩时，为了顺利"换乘"至 PCEA，在初期镇痛效果消失前就要进行硬膜外给药，并且需要一定麻醉剂量。这种做法虽然与患者自控镇痛疼痛时按压按钮的原则相悖，但也实属无奈之选。所以在给药时必须注意观察产妇状态。

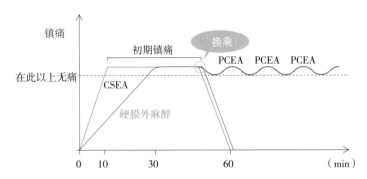

不管是硬膜外麻醉还是 CSEA，都必须在初期镇痛效果消失前"换乘"至 PCEA。

图 1 "换乘"至 PCEA

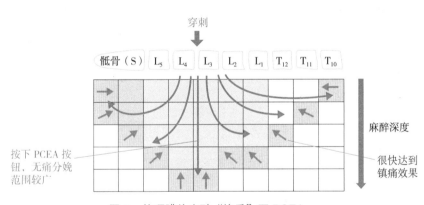

图 2 从硬膜外麻醉"换乘"至 PCEA

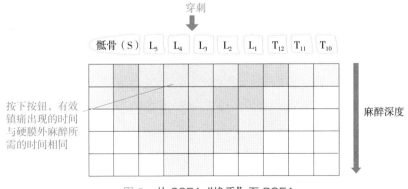

图 3 从 CSEA"换乘"至 PCEA

第 33 章

硬脊膜穿刺硬膜外技术

要点

☑ 硬脊膜穿刺硬膜外（DPE）技术指用脊髓蛛网膜下腔穿刺针进行硬脊膜穿刺、不投放麻醉药物，并在硬膜外腔留置导管的技术。

☑ 与硬膜外腔麻醉相比，DPE 麻醉效果更容易扩散至脊椎骶区（S 区域），极少出现麻醉效果左右不均衡。

☑ 与腰硬联合麻醉（CSEA）相比，DPE 会减少低血压、胎儿一过性心动过缓、瘙痒感等不良反应的出现频率。

☑ 现阶段，27G 穿刺针的穿刺效果不能令人满意。

何谓硬脊膜穿刺硬膜外技术（图 1）

硬脊膜穿刺硬膜外（dural puncture epidural，DPE）技术是指使用腰硬联合麻醉（combined spinal and epidural anesthesia，CSEA）的蛛网膜下腔穿刺针对硬脊膜进行穿刺后，不投放麻醉药物，并在硬膜外腔留置导管的技术。也就是一种"在硬脊膜上开一个小孔进行硬膜外麻醉"的技术。DPE 技术在 2008 年已被报告，其对脊椎骶区（S 区域）的麻醉效果优于硬膜外麻醉的事实已经得到认可，并且还具有不良反应小、极少出现麻醉效果左右不均衡的优点。但 DPE 技术至今尚未得到普及 [1]。

通过硬脊膜穿刺硬膜外技术进行无痛分娩

通过硬脊膜穿刺硬膜外（DPE）技术进行无痛分娩，与硬膜外麻醉相比，有麻醉效果更容易扩散至脊椎 S 区域、极少出现麻醉效果左右不均衡的优点。有研究者推测，这是因为麻醉药从硬脊膜上小小的开孔流入蛛网膜下腔导致的 [2]。

与通过 CSEA 进行无痛分娩相比，使用 DPE 技术很少会出现低血压、胎儿一过性心动过缓、瘙痒感等不良反应 [3]。这可能是因为 DPE 技术并不像 CSEA 那样将麻醉效果直接作用于脊髓，所以不良反应少（表 1）。

另外，根据穿刺硬脊膜的穿刺针粗细的不同，麻醉效果也会不同，仅仅使用 CSEA 的 27G 穿刺针的话，对于 DPE 麻醉效果也就很难有全面的判断 [4]。

在什么情况下选择硬脊膜穿刺硬膜外技术

现今的 DPE 技术虽然有很多优点，但要生产其穿刺时需要的专门针头程序太过繁琐，以致这项技术未能得到普及。但使用 CSEA 的 27G 穿刺针对麻醉效果反复进行确认的话，这项技术最终一定能得到普及。当然，确认麻醉效果，最好是在替换硬膜外导管时，进行试验性质的效果确认为最佳。

■ 专 栏 ■

硬脊膜穿刺硬膜外（DPE）技术难以普及的原因

一般使用 DPE 技术进行无痛分娩的手术医生（医疗机构），应该大都会通过使用 CSEA 的穿刺针进行穿刺，却不在蛛网膜下腔麻醉给药。此时，穿刺进硬脊膜的穿刺针为 27G，很难穿刺出一个有效果的"孔"。因此想要进行 DPE 技术就必须准备其他的针头，这影响了 DPE 技术的普及。在笔者对于无痛分娩进行过建议的医疗机构，替换硬膜外导管时所用的脊髓蛛网膜下腔穿刺针时，都会使用非 27G 穿刺针，积极使用 DPE 技术。

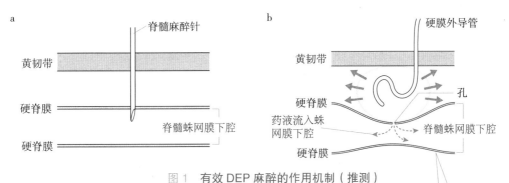

图 1　有效 DEP 麻醉的作用机制（推测）

因为硬脊膜呈包裹脊髓蛛网膜下腔的构造，在此有压力作用。

（第 35 章图 2 ⇨参见第 83 页）

表 1　DPE 与硬膜外麻醉、CSEA 的比较

项目	CSEA	DPE	硬膜外麻醉
效果出现快慢	◎	○	○
麻醉效果左右是否均衡	◎	○	△
麻醉效果是否抵达脊椎 S 区域	◎	○	△
不良反应	×	○	○

参考文献

[1] Cappiello E, O'Rourke N, Segal S, et al. A randomized trial of dural puncture epidural technique compared with the Standard Epidural Technique for Labor Analgesia. Anesth Analg, 2008, 107 : 1646–1651.

[2] Bernards CM, Kopacz DJ, Michel MZ. Effect of needle puncture on morphine and lidocaine flux through the spinal meninges of the monkey in vitro. Implications for combined spinal-epidural anesthesia. Anesthesiology, 1994, 80 : 853–858.

[3] Chau A, Bibbo C, Huang, CC, et al. Dural Puncture Epidural Technique Improves Labor Analgesia Quality With Fewer Side Effects Compared With Epidural and Combined Spinal Epidural Techniques: A Randomized Clinical Trial. Anesth Analg, 2017, 124 : 560–569.

[4] Thomas J, Pan PH, Harris LC, et al. Dural puncture with 27-gauge Whitacre needle as part of a combined spinal-epidural technique does not improve labor epidural catheter function. Anesthesiology, 2005, 103 : 1046–1451.

第 34 章

如何处理爆发痛

要点

☑ 为了正确地处理爆发痛（BTP），首先要弄清楚其原因。

☑ BTP 的原因一般分为疼痛加剧与麻醉问题两大类。

☑ BTP 发生时，首先确认麻醉程度，然后进行内诊确认分娩进程，找到原因后对症治疗。

爆发痛

爆发痛（breakthrough pain，BTP）就是本来阵痛在有效麻醉下维持疼痛数字评价量表（numerical rating scale，NRS）评分不满 3 的状态，却因为某些原因使 NRS 评分超过了 3。也就是说"镇痛状态被破坏了"。如果不结合原因进行对症治疗，就难以保证安全高质的无痛分娩。

第 7 章
⇨参见第 26 页

寻找爆发痛的原因

爆发痛的原因大概分为两大类：第一类是因为疼痛加剧导致的爆发痛，第二类是因为麻醉问题导致的爆发痛。必须在整理原因后尽快找出最合适的救治法（图 1）。

疼痛加剧（NRS ≥ 3）

疼痛的增强大都是因为分娩进程过快、对缩宫药的反应、破水、宫口全开、胎头下降等原因引起的。此时，必须通过内诊掌握分娩进程。另外，子宫破裂、常位胎盘早期剥落等原因虽然少见，但也是疼痛加剧的原因，分析原因时一定不可以疏忽遗漏。此外，因心理问题导致的疼痛增强则很难判断。

第 53 章
⇨参见第 118 页

麻醉问题

麻醉问题包括麻醉范围及深度不够、硬膜外导管错位（导管意外脱落等）。因为这些原因引起爆发痛时，首先要通过低温试验确认麻醉等级，评价硬膜外导管的可信度。

第 7、27 章
⇨参见第 26、66 页

爆发痛的救治

当发生爆发痛时，需要查明原因后进行对症治疗（图 2），并在麻醉药投放 15min 后对麻醉等级再次进行评估。若给药后出现明显的左右麻醉效果不同或芬太尼给药后病情得不到缓解，需要及时作出更换硬膜外导管的判断。

硬膜外导管的可信度

　　由无痛分娩转为紧急剖宫产时，经留置的硬膜外导管投放局部麻醉药后，可以直接开始准备施行剖宫产。但要实现这些，就需要做到无痛分娩中得到良好的疼痛管理、麻醉范围达到胸 10（T_{10}）以上的水平。也就是说，只要保证高质量的无痛分娩，就能够避免紧急剖宫产时的全身麻醉，确保患者安全。因此要保证"硬膜外导管的可信度"，而对硬膜外导管的评估也必须要严密。

第 35 章
⇨参见第 82 页

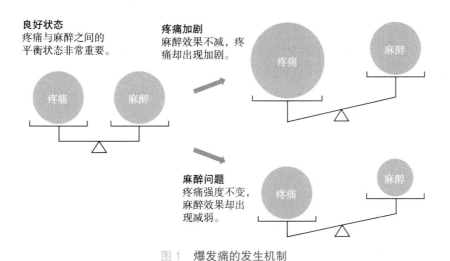

图 1　爆发痛的发生机制

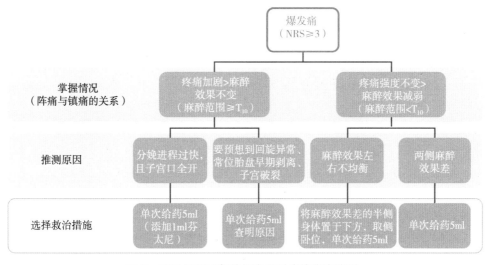

图 2　不同原因引起的爆发痛对应的治疗流程

由无痛分娩转为剖宫产的麻醉方法

要点

☑ 一定要评估确认无痛分娩中硬膜外导管的可信度。

☑ 遇见紧急情况，可通过往硬膜外导管中投放麻醉药后进行剖宫产。

☑ 疼痛管理良好的无痛分娩，可保证产妇的安全性。

评估硬膜外导管的可信度

在无痛分娩中，当出现麻醉范围达到胸 10（T_{10}）水平或爆发痛（breakthrough pain，BTP）较多等情况时，则不能使用硬膜外导管进行剖宫产。当以上情况出现频率达到 10% 时，必须变更至其他麻醉方法施行剖宫产[1]。

第 33 章
⇨参见第 78 页

选择麻醉方法（图 1）

硬膜外麻醉

硬膜外导管具有可信度时，将 2% 利多卡因 10ml 加 8.4% Maylon 1ml 后通过硬膜外导管分两次给药，约 10min 麻醉范围可达胸 4（T_4）。这样虽然可以马上进行剖宫产，但利多卡因的功效一般在 30min 后会减弱，所以随后还需追加其他的局部麻醉药。追加麻醉药时可以取 10ml 0.375% 罗哌卡因（Anapeine）或 0.375% 左布比卡因（Popscaine）加芬太尼 2ml 进行备用。使用麻醉药物时要注意大量投放药物可能导致局部麻醉药中毒。

第 39 章
⇨参见第 90 页

脊髓蛛网膜下腔麻醉

无痛分娩需要对硬膜外腔进行投药，因此导致蛛网膜下腔空间狭小（图 2）。为此，蛛网膜下腔给药剂量可以小于正常剖宫产所需的剂量。麻醉剂量为 0.5% 麻卡因 1.2~1.6ml 即可。当由无痛分娩转为剖宫产且经蛛网膜下腔麻醉时，要警惕高位蛛网膜下腔麻醉。

腰硬联合麻醉（CSEA）

无痛分娩需要对硬膜外腔进行投药，导致硬膜外腔空间扩大。因此，在某些病例中，找到硬膜外腔比较容易，但硬脊膜的位置却较之前更远，有些病例想准确到达蛛网膜下腔非常困难。腰硬联合麻醉（CSEA）可以说是一种非常麻烦的麻醉方法。

第 22 章
⇨参见第 56 页

全身麻醉

当硬膜外导管不具备可信度的紧急情况时才会选择全身麻醉。另外，出现大出血或循环状态不良的病状时也必须选择全身麻醉。

妊娠时全身麻醉的危险性

有报告显示，通过全身麻醉进行剖宫产的产妇的死亡率是局部麻醉剖宫产产妇的 16.7 倍[2]。虽然通过现代人的各种努力后死亡率已经降至 1.7 倍，但全身麻醉绝不是轻易地去选择的麻醉方法[3]。

之所以积极导入无痛分娩，有一个重要原因就是避免紧急剖宫产使用全身麻醉造成无法确保气道通畅。紧急剖宫产时，通过硬膜外导管注入麻醉药可以避免全身麻醉。从这个角度出发，当导管不具备可信度时就必须进行更换。

第 2、7 章
⇨参见第 16、26 页

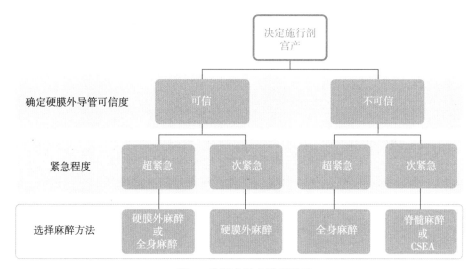

图 1　选择麻醉方法的流程

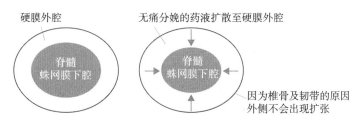

图 2　无痛分娩中硬膜外腔与脊髓蛛网膜下腔的关系

参考文献

[1] Mankowitz SK, Gonzalez FA, Smiley R. Failure to extend epidural labor analgesia for cesarean delivery anesthesia: a focused review. Anesth Analg, 2016, 123 : 1174－1180.

[2] Hawkins JL, Koonin LM, Palmer AK, et al. Anesthesia-related Deaths during Obstetric Delivery in the United States, 1979－1990. Anesthesiology, 1997, 86 : 277－284.

[3] Hawkins JL, Chang J, Palmer SK, et al. Anesthesia-Related Maternal Mortality in the United States: 1979－2002. Obstet Gynecol, 2011, 117 : 69－74.

第 36 章

通过患者自控静脉镇痛施行无痛分娩

> **要点**
> ☑ 原则上只有不能进行局部麻醉时才能通过患者自控静脉镇痛（IV-PCA）施行无痛分娩。
> ☑ IV-PCA 中使用的麻醉药一般为芬太尼或瑞芬太尼。
> ☑ 注意胎位下移及对母体的副作用，此法必须在 24h 麻醉医师值班的医疗设施进行。

何谓患者自控静脉镇痛

患者自控静脉镇痛（IV-PCA）是通过患者自控镇痛（patient-controlled analgesia，PCA）装置经静脉进行麻醉给药，缓解分娩痛的方法。在缓和医疗中是主流麻醉手法。

第 30 章
⇨参见第 72 页

通过患者自控静脉镇痛进行无痛分娩的选择

原则上只有不能进行局部麻醉时，才能通过 IV-PCA 进行镇痛药投放，施行无痛分娩（表 1）。投放的药物通常会选择芬太尼或瑞芬太尼。与硬膜外自控镇痛（patient-controlled epidural analgesia，PCEA）不同的是，麻醉药要用生理盐水稀释后才能使用。具体配方见表 2。

IV-PCA 不仅镇痛效果不如硬膜外麻醉与腰硬联合麻醉（combined spinal and epidural anesthesia，CSEA），麻醉药还很有可能通过胎盘影响到胎儿。也就是说，从母体满足度的角度来看，IV-PCA 比不上硬膜外麻醉及 CSEA。

通过患者自控静脉镇痛进行无痛分娩的不良反应

因为施行 IV-PCA 时，需要经静脉进行芬太尼或瑞芬太尼投药，有可能引起母体过度镇静或呼吸抑制等问题。想要获得有效镇痛，也就容易引起这些不良反应。因此，在施行 IV-PCA 无痛分娩时必须对母体进行密切观察[1]。笔者认为，不能因为麻醉医师没有硬膜外麻醉与 CSEA 的技术就轻易地选择 IV-PCA。

表 1　IV-PCA 的适应证（无法局部麻醉时）

分类	适应证
身体问题	腰部脊椎手术既往史
	脊椎疾病
	穿刺部皮肤疾病
功能问题	全身感染症
	血小板减少
	凝固异常
过敏史	局部麻醉药过敏

表 2　IV-PCA 的配方

项目	芬太尼	瑞芬太尼
背景剂量	无	0.05μg/（kg·min）
单次给药剂量	1~2μg/kg	0.25μg/kg
锁定时间	5~10min	2~5min

参考文献

[1] Van de Velde M, Carvallo B. Remifentanil for labor analgesia: an evidence-based narrative review. Int J Obstet Anesth, 2016, 25 : 66-74.

第 37 章

无痛分娩的并发症

要点

☑ 无痛分娩的并发症分为母体并发症与新生儿并发症。

☑ 具有致命性的并发症有全脊髓麻醉与局部麻醉药中毒等。

☑ 硬脊膜穿刺后头痛（PDPH）为产科特有的母体并发症。

☑ 浓度为 2 μg/ml 的芬太尼一般不会对新生儿产生影响。

并发症的定义

无痛分娩的并发症可以分为母体相关并发症与新生儿相关并发症两大类。但本章不探讨影响分娩进程及分娩转归的并发症（表 1）。

母体并发症（表 2）

具有致命性的并发症有全脊髓麻醉、局部麻醉药中毒、过敏性休克等。发现以上病状后一定要迅速处理，绝不可延误治疗时机。最好是通过各章节了解各种并发症后，在医疗机构内进行演练。

第 38~45 章
⇨参见第 88~103 页

在海外硬脊膜穿刺后头痛（post dural puncture headache，PDPH）是产科麻醉特有的并发症，其具有代表性的治疗方法硬膜外自体血补丁（epidural blood patch，EBP）被列入产科麻醉训练项目中。

另外，母体发热及瘙痒感的发病率也很高。当母体发热时排除因感染发热的因素非常重要。母体破水后，有时也会仔细地查找病因。但不管哪种情况对胎儿基本没有影响。瘙痒感则取决于产妇能否持续忍受，若不能忍受就需抱着减弱镇痛效果的决心，注入拮抗药纳洛酮。

备忘录

感染症的病因查询

当怀疑有感染症时，进行抽血（血常规、血生化等）、培养检查等，查明感染症的病因、类别。

母体并发症中，发病率最高的为母体低血压。但与剖宫产时的硬膜外麻醉或蛛网膜下腔麻醉相比症状较轻，在无痛分娩中达到需要接受治疗程度的低血压较为少见。

另外，有些并发症虽然发生频率很低，但还是可能会出现，如硬膜外麻醉所致的神经损伤、硬膜外血肿、硬膜外脓肿等。

新生儿并发症

虽然很担心在硬膜外腔投放的芬太尼会对新生儿产生影响，但并无任何相关报告显示硬膜外芬太尼（2μg/ml）给药对新生儿有影响。

表 1　对分娩进程与分娩转归的影响因素

影响因素	处理方法	章节
胎儿一过性心动过缓	紧急子宫弛缓	46
微弱阵痛	缩宫素给药 器械助产	47
回旋异常	器械助产 剖宫产	48
弛缓性出血	缩宫素给药 输血	54

表 2　无痛分娩中母体并发症

并发症	处理方法	章节
全脊髓麻醉	人工呼吸	38
局部麻醉药中毒	心肺复苏、脂质救援（lipid rescue）	39，40
过敏性休克	保斯民（盐酸肾上腺素）给药	41
硬脊膜穿刺后头痛（PDPH）	镇痛药，硬膜外自体血补丁（EBP）	42，43，44
发热	降温，查明感染病因	45
瘙痒感	纳洛酮给药	45
低血压	麻黄碱或盐酸去氧肾上腺素给药	—
神经损伤	MRI、神经内科会诊	—
硬膜外血肿·脓肿	MRI、脊柱外科会诊	—

第 38 章

出现全脊髓麻醉时

> **要点**
>
> ☑ 全脊髓麻醉指局部麻醉药到达脑干的情况。
> ☑ 最初出现下肢运动麻痹时，就应该怀疑是否出现全脊髓麻醉。
> ☑ 无痛分娩会增加发病率（硬膜外导管误置入蛛网膜下腔等）。
> ☑ 当出现呼吸停止时，直接开始人工呼吸。

何谓全脊髓麻醉

投放至脊髓蛛网膜下腔的局部麻醉药到达脑干的情况即被称为全脊髓麻醉。虽然脊髓蛛网膜下腔麻醉时极少出现该情况，但硬膜外麻醉时因为导管误置蛛网膜下腔导致局部麻醉药给药过多引起全脊髓麻醉的情况较多。因此全脊髓麻醉的主要原因为硬膜外导管的误置（图 1）。

第 2 章
⇨参见第 16 页

全脊髓麻醉的症状

全脊髓麻醉的初期症状有下肢运动麻痹增多。但因为近年来随着无痛分娩中低浓度麻醉药的使用情况增多，直到初期症状出现为止需要花费一些时间。接着还会出现脉搏缓慢、低血压等症状，如果放任不管则会导致呼吸停止、意识消失、对光反射消失等。

第 11 章
⇨参见第 34 页

尤其是在交感神经和副交感神经遭受阻断时，会出现脉搏缓慢、低血压的症状，这种状态与其说是重症状态，不如说是相对来说尚且稳定的状态。但是根据局部麻醉药的扩散速度，在副交感神经被阻断之前交感神经就已经被阻断，所以也有可能引起血压急剧下降。

无痛分娩与全脊髓麻醉

妊娠与局部麻醉药追加剂量给药都是导致全脊髓麻醉的危险因素[1]，所以无痛分娩中的单次给药会让全脊髓麻醉的风险增高。而硬膜外导管误置入蛛网膜下腔为全脊髓麻醉的主要病因，因此要积极通过抽吸试验以及试验剂量检测硬膜外导管的位置。但是，抽吸试验或试验剂量检测的结果有时呈假阴性，所以需要把每次的麻醉给药都看作是试验剂量小心投药。

第 24 章
⇨参见第 60 页

处理方法（表1）

当怀疑有全脊髓麻醉时，首先确认患者有无呼吸。呼吸停止时，直接开始人工呼吸。接着为了保证心输出量需抬高双下肢确保静脉回流。但在产妇身上实施时，为了防止子宫对下大静脉压迫施行子宫左转方位会更有效果。另外，全脊髓麻醉还会导致血管扩张或心肌收缩力低下等症状，此时投放儿茶酚胺应该会起到升压作用。

第10章
⇨参见第32页

进行上面的处置后还必须持续观察胎儿心电监护仪。只有全脊髓麻醉不属于快速分娩的适应证。

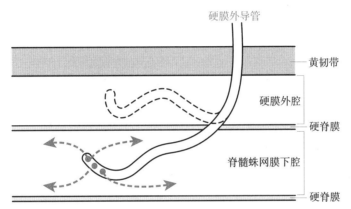

往本应置入硬膜外腔的导管（虚线）中注入的麻醉药，通过导管前端扩散至蛛网膜下腔（箭头）。

图1　硬膜外导管误置入蛛网膜下腔

表1　全脊髓麻醉的处理方法

症状	处理方法
呼吸停止	直接开始人工呼吸（没必要坚持使用气管插管）
脉搏缓慢	首选麻黄碱（因为常伴有低血压，比使用阿托品效果更佳）
低血压	给予麻黄碱，并取头低足高位（因为常伴有脉搏缓慢症状）
意识消失	呼吸、循环稳定时继续观察（判断意识水平时避免投放镇静药物）
胎儿	继续观察胎儿心电监护仪（只有全脊髓麻醉不是快速分娩的适应证）

参考文献

［1］ Jenkins JG. Some immediate serious complications of obstetric epidural analgesia and anaesthesia: a prospective study of 145 550 epidurals. Int J Obstet Anesth, 2005, 14 : 37-42.

第 39 章

局部麻醉药中毒的诊断

要点

☑ 无痛分娩时需要大量使用局部麻醉药，所以容易引起局部麻醉药中毒。

☑ 局部麻醉药中毒是因为钠离子通道阻断引起的一系列症状。

☑ 为了预防硬膜外导管误置入血管内导致重症局部麻醉药中毒，早期预防、早期发现极其重要。

☑ 局部麻醉药中毒的症状有神经毒性与心脏毒性。

何谓局部麻醉药中毒

因为硬膜外无痛分娩相较之下需要使用大量局部麻醉药物，所以必须随时小心局部麻醉药中毒。即使是选择腰硬联合麻醉（combined spinal and epidural anesthesia，CSEA）进行无痛分娩，在蛛网膜下腔进行初期镇痛后也要"换乘"至硬膜外自控镇痛（patient-controlled epidural analgesia，PCEA）。进行硬膜外麻醉，存在局部麻醉药中毒的风险。

第 2 章
⇨参见第 16 页

第 32 章
⇨参见第 76 页

局部麻醉药是一种钠离子（Na^+）阻断药，其一旦进入血液中就会阻断所有 Na^+ 通道，抑制神经系统传导。因为其药效可作用于全身，所以进入身体后也可影响大脑、心脏，引发神经毒性与心脏毒性症状（表 1）。局部麻醉药中毒中，引发后果最严重的病因为硬膜外导管误置血管内，早期预防、早期发现极其重要。

备忘录

每次都有投放试验剂量的觉悟

当硬膜外导管误置血管内时，仅靠抽吸试验与试验剂量投放是无法察觉的[1]。加上无痛分娩与手术不同，需要频繁变换体位，变换体位的过程中容易引起导管的误置。因此，必须把"每次麻醉给药都是一次试验剂量的投放"的思想渗透进脑海中。

局部麻醉药中毒的预防

为了预防局部麻醉药中毒，有三个注意事项（表 2）：①为了避免导管误置入血管内必须选用柔软的硬膜外导管进行置管；②每次麻醉给药都是一次试验剂量的投放；③使用低浓度的局部麻醉药。

第 24 章
⇨参见第 60 页

因为无痛分娩使用的麻醉药浓度很低，靠一次 2~3ml 的试验剂量效果不明显，很难诊断出是否有硬膜外导管误置入血管内[2]。因此结果常常都是通过数次给药发现误置症状后才能作出诊断。但仅凭数次给药也绝不至于引起痉挛。所以通过硬膜外导管置管时的抽吸试验与试验剂量无法有效预防导管误置入血管内。

局部麻醉药中毒的早期发现

为了早期发现局部麻醉药中毒，必须提前了解其症状特点。如果能实现早期发现，就能在患者症状缓解之前置换硬膜外导管，重新开始无痛分娩。

局部麻醉药中毒的症状

因为局部麻醉药在体内浓度增加会导致症状加剧，且神经性毒性的症状比心脏毒性的症状出现得要早。首先有耳鸣、味觉异常（铁腥味）、多话等症状，其次会出现痉挛、昏迷、呼吸抑制等症状。最终会导致循环抑制、心搏骤停。另外，根据局部麻醉药的不同，症状的出现及重症化的速度也会不同（图 1）。

表 1　局部麻醉药中毒的神经毒性与心脏毒性

神经毒性	·兴奋状态，多话
	·味觉异常（铁腥味），耳鸣
	·痉挛，昏迷→呼吸停止
心脏毒性	·脉搏紊乱
	·低血压
	·心搏骤停

表 2　局部麻醉药中毒的预防

导管的种类	·柔软的导管
	·多孔式导管
试验剂量	·置入导管时试验剂量投药
	·每次麻醉给药都是一次试验剂量的投放
局部麻醉药	·心脏毒性小的麻醉药
	·低浓度，很难出现症状

对比无痛分娩中经常会使用到的罗哌卡因（Anapeine）、左布比卡因（Popscaine）及利多卡因能看到，血中浓度的上升与症状的重症化程度之间的曲线变化关系相当于二次函数。

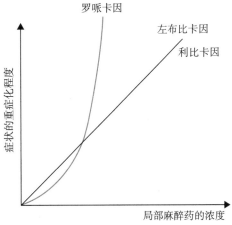

图 1　局部麻醉药的症状不同，出现的时间与速度也不同

参考文献

[1] Servin MN, Mhyre JM, Greenfield LG, et al. An observational cohort study of the meniscus test to detect intravascular epidural catheters in pregnant women. Int J Obstet Anesth, 2009, 18 : 215-220.

[2] Owen MD, Gautier P, Hood DD. Can ropivacaine and levobupivacaine be used as test doses during regional anesthesia? Anesthesiology, 2004, 100 : 922-925.

第 40 章

局部麻醉药中毒的治疗

要点

☑ 优先选择中止局部麻醉药投放。

☑ 确认是否可以进行心肺复苏。

☑ 熟知抗痉挛药物的给药方法。

☑ 为了进行脂质救援（lipid rescue），分娩部门要常备 20% 脂肪乳注射液。

疑为局部麻醉药中毒时

当怀疑为局部麻醉药中毒时，必须迅速中止局部麻醉药投放。

虽然无痛分娩时需要建立静脉通路以及对母体进行心电监护，但大部分机构都不会持续监护心电图。当怀疑有局部麻醉药中毒时，为了查出是否有心律不齐，必须追加心电图监护仪器进行监护。同时，要及时请求救援准备急救车，随时准备开始心肺复苏。

第 10、11 章
⇨参见第 32、34 页

治疗局部麻醉药中毒

当症状较轻时，进行吸氧等对症疗法后慎重观察母体变化。

当症状加重至伴随痉挛时，直接开始给予抗痉挛药物，确保呼吸道通畅（给氧）。日本麻醉科学会的实践指南（2017）[1] 推荐使用苯二氮䓬类药物抗痉挛。在妇产科领域，苯二氮䓬类药物中的常用药是地西泮，在子痫发作时经常使用。有时还会使用咪达唑仑（麻醉医生常用的苯二氮䓬类药物）、辅酶 A 转移酶、异丙酚（表1）。另外，局部麻醉药中毒时，抗心律不齐的利多卡因也是局部麻醉药，因此不可以使用。

当出现呼吸停止或心搏停止时，直接开始心肺复苏。此时为了防止子宫压迫下腔静脉需要将子宫左转。当施行心肺复苏也无任何反应、面临濒死期时进行剖宫产。

脂质救援

以前只会在母体对心肺复苏毫无反应时才会使用 20% 脂肪乳注射液进行脂质救援（lipid rescue）。但是近年来，当出现重度低血压或心律不齐时也会施行脂质救援。其给药方法为 20% 脂肪乳注射液 1.5ml/kg（约 100ml）静脉给药 0.25ml/（kg·min）共投药 10min（图1）。

| 专 栏 |

脂质救援的应用

《处理局部麻醉药中毒的实践指南》中唤起了我们在脂质救援中下意识进行不当处置的注意。

"抗痉挛治疗中可以使用，不管哪一种都只能少量多次给药。但其中的溶媒为脂肪乳液，当其浓度为 10% 时药效不够，浓度增大时则有可能直接导致心搏骤停，因此不可以与脂肪乳液一起合并使用。"

表1　**抗痉挛药物的种类与给药量**

抗痉挛药物	给药量
地西泮	3~5mg
咪达唑仑	2~5mg
辅酶 A 转移酶	50~100mg
异丙酚	25~50mg

| 1min内给药20%脂肪乳注射液1.5ml/kg（100ml） |

↓

| 0.25ml/（kg·min）（1000ml/h）持续给药 |

↓

5min后，循环状况不变的话再次给药100ml（1.5ml/kg）

↓

再过5min后再次给药100ml（1.5ml/kg）（单次给药不超过3次）

↓

循环恢复、状态稳定后，要持续10min进行脂肪乳注射液的给药

脂肪乳注射液 20%（体重 70kg），预计最大给药量为 12ml/kg。

图1　脂质救援的流程

参考文献

[1] 日本麻酔科学会 . 局所麻酔薬中毒への対応プラクティカルガイド . 2017 .

第 41 章

过敏性休克的诊断及治疗

要点

☑ 无痛分娩中会因为各种各样的原因产生过敏性休克。

☑ 过敏性休克的症状有低血压、脉速、面部潮红、呼吸困难等。

☑ 使用盐酸去氧肾上腺素无效可以作为诊断依据之一。

☑ 治疗方案首选肾上腺素（保斯民）肌内注射。

过敏性休克的诱因

　　无痛分娩与正常分娩一样会诱发过敏性休克。其实无痛分娩中过敏性休克的出现频率并不高，但因为要使用麻醉药等一些正常分娩中不会使用到的药物，所以要做好随时发症的思想准备。另外，必须要对产妇的过敏史进行问诊，并且在导入无痛分娩前也必须再次确认。

　　过敏性休克的病因包括速发型超敏反应（Ⅰ型）与过敏样反应。速发型超敏反应是由 IgE 抗体介导的免疫反应。过敏样反应是没有免疫抗体参与的非特异的反应。不管哪一种反应，都可能重症化致死。

过敏性休克的诊断

　　始发症状为"状态不稳定"的情况较多，但很难引起注意。初期可通过低血压、面部潮红、呼吸困难（表 1）以及升压药使用后反应不明显作出诊断[1]。

第 11 章
⇨参见第 34 页

▓ **专 栏** ▓

过敏性休克的辅助诊断

　　当低血压伴随脉搏过速时，可选用 α 肾上腺素受体激动药盐酸去氧肾上腺素。当使用盐酸去氧肾上腺素后还不见起效时，就要怀疑是否有过敏性休克。这时就可以考虑使用肾上腺素（保斯民）。

状态不稳定与过敏

　　状态不稳定是指产妇呈现多动、慌乱的状态。每当笔者觉得"咦，这名产妇之前是这么沉不住气的吗"时，就会及时感觉到产妇不稳定的状态，怀疑其是否出现了过敏。

过敏性休克的治疗（图1）

高度怀疑有过敏性休克时，必须一边输液、给氧，一边准备肌内注射肾上腺素（保斯民）。**推注量为 0.3~0.5mg。**注射部位为三角肌或股四头肌。当出现重症低血压时，可考虑静脉注射（0.1mg）。

> 备忘录
>
> 肾上腺素静脉给药是麻醉医生希望施行的措施。

表1　通过症状鉴别过敏性休克

项目	出血（包括蛛网膜下腔麻醉后出血）	导入麻醉后（包括全身麻醉）	过敏性休克	肺淤血（胎儿娩出后）
血压	低下	低下	低下	无改变
心跳	上升	低下	上升	无改变
面色	白	白	红	红
呼吸困难	无	无	有	有

要求帮助并准备急救车

⬇

肾上腺素肌内注射（0.3~0.5mg）每隔5~10min评估一次，并追加相同剂量药物

⬇

吸氧

⬇

确认生命体征

如果患者反应不好，考虑进行胸外按压与静脉推注肾上腺素

过敏性休克确诊后，必须一边准备心肺复苏，一边肌内注射肾上腺素。首选药物中不应有类固醇。

图1　过敏性休克的治疗流程

参考文献

[1] 日本アレルギー学会編.アナフィラキシーガイドライン.2014.

硬脊膜穿刺后头痛的诊断

> **要点**
>
> ☑ 硬脊膜穿刺后头痛（PDPH）是穿刺针刺破硬脊膜后引起的脊髓内低压性头痛。
> ☑ PDPH 会因为体位出现改变，当取立位与坐位时病情加重，取卧位时病情减轻。
> ☑ PDPH 必须与其他的头痛进行鉴别（尤其是颅内出血）。
> ☑ 根据穿刺针的种类与粗细的不同，PDPH 发生频率也随之改变。

何谓硬脊膜穿刺后头痛

硬脊膜穿刺后头痛（post dural puncture headache，PDPH）是指硬膜外麻醉时偶发的硬脊膜穿破（unintentional dural puncture，UDP）后引起的头痛或者脊髓蛛网膜下腔麻醉后引起的头痛。硬膜外麻醉时，因为硬脊膜被穿破的感觉不明显从而引起 PDPH。

头痛发生的机制

脑脊液从硬脊膜的小孔中流出，随着脑脊液的减少，脊髓蛛网膜下腔及颅内形成负压。负压增强会影响到颅内组织，为此颅内的血管会扩张，从而导致血管扩张性头痛（图 1）。

硬脊膜穿刺后头痛的特征

头痛范围一般从前头部到后头部，常伴随后颈痛。当取立位与坐位时脑脊液流出硬膜外腔，病情加重；取卧位时病情会出现好转。产后与一般的手术后不同，授乳时取坐位较多，症状较易出现。另外，注意穿刺后的头痛并不是只有 PDPH[1]。表 1 中列出了分娩后前 5 位头痛的发生率。尤其是 PDPH 与颅内出血的鉴别非常重要。

硬脊膜穿刺后头痛的诊断

体位依赖性头痛，立位或坐位 2~3min 后头痛增强，卧位时疼痛减轻，这一点与其他头痛大不相同。另外，还会伴随恶心、呕吐、复视、眩晕、耳鸣、听力下降等症状。头痛一般会在穿刺 24h 内开始发症，极少有穿刺数日或数月后发症的现象。

穿刺针的粗细、种类与硬脊膜穿刺后头痛的发症频率

根据上述 PDPH 的发病机制，穿刺针的种类与粗细的不同，

PDPH 发生频率也随之改变。

脊髓蛛网膜下腔麻醉使用较细的穿刺针（25~27G），PDPH 的发病率为 1%~2%，症状也比较轻[2]。但是，硬膜外穿刺需要较粗的穿刺针（16~18G），PDPH 的发病率高达 52%~58%。

当使用 Pencil Point 针或者针头为切割成斜面的 Quincke 针时，PDPH 的发生频率会减少[3]（表 2）。

◀▬ **专　栏** ▬▶

PDPH 的归类

在欧美的麻醉手术中，采用硬膜外麻醉手法的已经越来越少。在麻醉实习中进行的硬膜外麻醉演习中，经常会有产科麻醉（尤其是无痛分娩）。为此，作为硬膜外麻醉中具有代表性质的 PDPH 也被归类为产科麻醉领域。

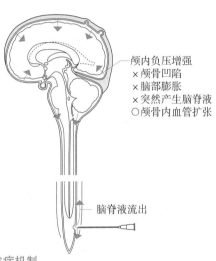

颅内负压增强
×颅骨凹陷
×脑部膨胀
×突然产生脑脊液
○颅骨内血管扩张

脑脊液从硬膜的小孔中流出，随着脑脊液的减少，负压增强，这会影响到颅内组织。为此颅内会出现血管扩张，从而导致血管扩张性头痛。

脑脊液流出

图 1　PDPH 的发病机制

表 1　分娩后头痛

原因	发生率
紧张性头痛	39%
子痫	24%
PDPH	16%
偏头痛	11%
脑出血、蛛网膜下腔出血	4%

表 2　穿刺针不同对 PDPH 发病率的影响

类别	27G	25G
Quincke 针	2.9%	6.3%
Pencil Point 针	1.7%	2.2%

参考文献

[1] Caroline L, Stella MD, Christiano D, et al. Postpartum headache: is your work-up complete? Am J Obstet Gynecol, 2007, 196：5-10.

[2] Kang SB, Goodnough DE, Lee YK, et al. Comparison of 26- and 27-G needles for spinal anesthesia for ambulatory surgery patients. Anesthesiology, 1992, 76：734-738.

[3] Peter TC, Saramin EG, Lawrence T, et al. PDPH is a common complication of neuraxial blockade in parturients: a meta-analysis of obstetrical studies. Can J Anaesth, 2003, 50：460-469.

硬脊膜穿刺后头痛的处理

硬脊膜穿刺后头痛的处理方法（图 1）

根据硬脊膜穿刺后头痛（post dural puncture headache，PDPH）病例的不同，重症程度也不同。一般情况下硬膜穿刺针越粗，症状就越严重。由此，对于 PDPH 的治疗，根据其严重程度的不同，治疗方法也轻为静卧观察，重至侵袭性治疗等。

第 42 章
⇨参见第 96 页

无痛分娩（或剖宫产）时，一定要根据授乳的困难程度来决定治疗基准。因为不希望产后母子接触时太过痛苦，笔者一直秉持即便症状较轻也要积极治疗的治疗原则。除剖宫产以外的手术导致的硬脊膜穿破（unintentional dural puncture，UDP）后的 PDPH，为了预防血栓形成，只需安静卧床即可。但产后需要坐立授乳，因此 PDPH 比较容易出现症状。

备忘录

照顾产妇的心情

笔者认为，对本应感到幸福却不得不开始艰难授乳的产妇，将现在所发生的事情详细解答清楚非常重要。

轻症时（表 1）

症状较轻时，首先安静卧床，给予镇痛药。因为补充水分会导致人体在排尿时呈立位，导致不必要的头痛，所以近年来并不推荐。镇痛药可选择咖啡因、非甾体抗炎药、阿片类镇痛药。

咖啡因在经口服给药 30min 后在血中浓度最高，通过血液循环至大脑后使脑血管收缩。治疗时，每天给药 2 次，每次 300~500mg，口服或静脉给药。另外，还可以考虑给予乙酰氨基酚、非甾体抗炎药等。

但这些药物疗法的疗效并不是很好[1]。

重症时

症状较重且通过药物疗法未能取得疗效的情况则为硬膜外自体血补丁（epidural blood patch，EBP）的适应证。EBP 的适应证另外还有无法授乳或外转神经麻痹。

第 44 章
⇨参见第 100 页

EBP 是一种把自己的血液注入硬膜外腔的治疗方法，在 UDP 或蛛网膜下腔麻醉 24h 后使用效果明显。有报告显示，头痛改善率高达 70%[2]。

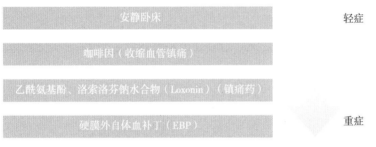

安静卧床	轻症
咖啡因（收缩血管镇痛）	
乙酰氨基酚、洛索洛芬钠水合物（Loxonin）（镇痛药）	
硬膜外自体血补丁（EBP）	重症

产后需要取坐位授乳，因此经常会选择 EBP。

图 1　PDPH 的处理方法

表 1　PDPH 的药物疗法

种类	给药量	注意事项
咖啡因	300~500mg，每天 2 次	大量用药时可能会出现痉挛
乙酰氨基酚	400mg，定期或屯用	大量用药时可能会出现肝功能障碍
非甾体抗炎药	60mg，定期或屯用	胃溃疡等

参考文献

[1] Ona XB, Osorio D, Cosp XB. Drug therapy for treating post-dural puncture headache. Cochrane Database Syst Rev, 2015，7：CD 007887.
[2] Banks S, Paech M, Gurrin L. An audit of epidural blood patch after accidental dural puncture with a Touhy needle in obstetric patients. Int J Obstet Anesth, 2001，10：172–176.

如何施行硬膜外自体血补丁

要点

☑ 硬膜外自体血补丁（EBP）的适应证为重症硬脊膜穿刺后头痛（PDPH）或对治疗有抵抗性的 PDPH。

☑ EBP 是一种使用自身的清洁血液注入硬膜外腔，使颅内压上升的治疗方法。

☑ 使用 EBP 时有风险。

☑ 硬脊膜穿破（UDP）24h 后开始施行，即使出现了 UDP，但为了预防作用不能马上开始 EBP。

何谓硬膜外自体血补丁

　　硬膜外自体血补丁（epidural blood patch，EBP）是硬脊膜穿刺后头痛（post dural puncture headache，PDPH）症状较重，经过安静卧床或药物治疗情况都未能改善时可选择的一种治疗方法。EBP 是一种通过往硬膜外腔注入自己的无菌血液，往脊髓蛛网膜下腔加压，减轻脊髓低压性头痛的一种疗法。一般不会在硬脊膜穿破（unintentional dural puncture，UDP）发生后直接使用该疗法，而在 24h 后使用效果会更好。

第 42 章 ⇨ 参见第 96 页

专　栏

预防目的的硬膜外自体血补丁（EBP）

　　出现 UDP 后 PDPH 发病率大大增加，因此在穿刺后出于预防的目的会想要赶快进行 EBP。但是在 24h 内进行 EBP 的成功率仅为 29%（包括不完全有效的治疗结果）[1]。另外还有报告显示，产妇 UDP 后施行 EBP 最有效的时机为穿刺 48h 后 [2]。

硬膜外自体血补丁减轻头痛的作用机制（图 1）

　　推荐使用自身 10~20ml 血液进行 EBP。如果注入血液时感到了疼痛则要立即停止注射。被注入的血液压迫蛛网膜下腔，使脑脊液压上升，减轻脊髓低压性头痛。但应该没有直接把硬脊膜上的破孔直接堵住的作用。因为 EBP 只在重症 PDPH 中才会使用，因此不好作出评价，但有数据表明，一次 EBP 的作用率为 70% 以上，第二次则达到了 90% 以上。

硬膜外自体血补丁的风险

　　EBP 的实际操作流程见图 2。在施行 EBP 时有可能造成 UDP。因为产妇身体状况本身也容易导致 UDP，所以也有最终造成 PDPH

的病例。手术时最好是由手术技巧纯熟的人（如麻醉医生等）来做。

此外，有报告显示，偶尔还会出现粘连性蛛网膜炎。

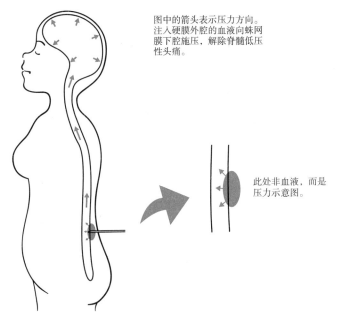

图中的箭头表示压力方向。注入硬膜外腔的血液向蛛网膜下腔施压，解除脊髓低压性头痛。

此处非血液，而是压力示意图。

图 1　EBP 减轻头痛的作用机制

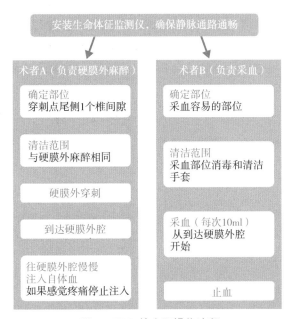

图 2　EBP 的实际操作流程

参考文献

[1] Loseser EA, Hill GE, Bennett GM, et al. Time vs. success rate for epidural blood patch. Anesthesiology, 1978, 49 : 147-148.

[2] Kokki M, Sjovall S, Keinanen M, et al, The influence of timing on the effectiveness of epidural blood patch in parturients. Int J Obstet Anesth, 2013, 22 : 303-309.

第 45 章

母体为何会出现发热及瘙痒感

要点

☑ 无痛分娩中母体有时会出现原因不明的发热（38℃左右）。
☑ 母体发热时排除感染因素后，可以静卧观察（冷敷法）。
☑ 无痛分娩时使用阿片类药物的不良反应会导致母体瘙痒感，但对胎儿无影响。
☑ 母体瘙痒时可使用冷敷法止痒，无效时使用纳洛酮拮抗。

母体发热（表1）

很早就有报告指出，通过硬膜外麻醉进行无痛分娩时，母体发热至 38℃ 左右的概率为 10%~20%。尤其在历经 4h 以上的长时间无痛分娩中，母体发热很常见[1]。但是，还没有阐明母体发热的发生机制。

第 2、11 章
⇨参见第 16、34 页

专栏

母体发热的原因

最近英国的 Fernando 团队察觉并推测出局部麻醉药对线粒体的毒性作用助长了分娩本身的炎症反应[2]。虽说在有很多未解之谜的分娩领域中，无痛分娩的加入增加了更多的谜题，但在临床工作中必须接受这些，并继续工作。

从发热的母体娩出胎儿，根据情况虽然有时要接受感染检查及抗生素治疗，但罹患败血症的胎儿比例并未增加[3]。所以不能因为母体发热就进行剖宫产，在母体发热时更应该考虑是否出现了子宫内感染（图1）。但是，相关数据显示，母体发热有时会引起胎儿肌肉紧张度低下、新生儿痉挛等。因此发热时需要积极地对母体进行降温。

瘙痒感（表1）

硬膜外腔或蛛网膜下腔进行阿片类药物投放时，因为其不良反应导致身体会有瘙痒的感觉。这种现象在蛛网膜下腔给药时更常见，发生率高达 50% 左右[4]。母体出现不适症状时，对瘙痒部位进行冷敷常能使症状得到好转。但是，瘙痒症状严重时，停止使用阿片类药物、改用拮抗药纳洛酮虽然会使情况好转，镇痛效果也会随之消失。另外，瘙痒症状对新生儿没有影响。

第 2、9 章
⇨参见第 16、30 页

表 1　**母体发热与瘙痒感**

母体发热	瘙痒感
·发生率为 10%~20%	·腰硬联合麻醉（>硬膜外麻醉）中发症率……约 50%
·发热至 38℃左右，原因不明	·因阿片类药物的不良反应，全身瘙痒
·必须排除感染症的可能	·纳洛酮的拮抗作用
·观察病情（冷敷法）	

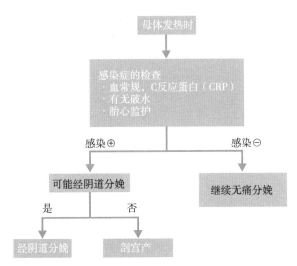

母体发热时，一边静卧观察（冷敷法），一边采取措施
排除感染因素。

图 1　母体发热的流程

参考文献

[1] Douma MR, Stienstra R, Middeldorp JM, et al. Difference in maternal labour with remifentanil patient-controlled analgesia or epidural analgesia: a randomized controlled trial. Int J Obstet Anesth, 2015, 24 : 313-322.

[2] Sultan P, David AL, Fernando R, et al. Inflammation and Epidural-Related Maternal Fever: Proposed Mechanisms. Anesth Analg, 2016, 122 : 1546-1553.

[3] Sharma SK, Rogers BB, Alexander JM, et al, A randomized trial of the effects of antibiotic prophylaxis on epidural - related fever in labor. Anesth Analg, 2014, 118 : 604-610.

[4] Norris MC, Grieco WM, Borkowski M, et al. Complications of labor analgesia : epidural versus combined spinal epidural techniques. Anesth Analg, 1994, 79 : 529-537.

第46章

胎儿一过性心动过缓的处理

> **要点**
>
> ☑ 导入无痛分娩后有时会马上引起胎儿一过性心动过缓。
> ☑ 胎儿一过性心动过缓最有说服力的原因为，极度疼痛缓解后导致子宫收缩造成的。
> ☑ 腰硬联合麻醉（CSEA）的胎儿一过性心动过缓发生率比硬膜外麻醉要高。
> ☑ 治疗方法为变换体位、吸氧，甚至还可以进行紧急子宫弛缓（包括使用麻黄碱）。

何谓无痛分娩后胎儿心跳异常

胎儿一过性心动过缓是开始无痛分娩后最需要引起重视的胎儿心跳异常的并发症之一[1]。常会在无痛分娩开始 10min 后发症。虽然原因尚不清楚，但可考虑是因为子宫肌肉过度收缩造成的[2]。无痛分娩开始前，子宫收缩次数过多或进行了蛛网膜下腔阿片类药物给药后，胎儿一过性心动过缓的发病风险则会增加。胎儿一过性心动过缓虽然在腰硬联合麻醉（combined spinal and epidural anesthesia，CSEA）无痛分娩中出现频率较高，但也并不意味着不会出现在硬膜外麻醉中。如同疾病名称一样，此病发生后基本会在 5min 内恢复原状。不去了解这些的话，很容易进行不必要的剖宫产。

第29章
⇨参见第71页

▌ 专 栏 ▐

胎儿一过性心动过缓（假说）

因为此病发生机制尚不明确，在此对此病最有力的假说进行解释说明。当出现阵痛时，人体会释放儿茶酚胺，由此推断释放出的儿茶酚胺会刺激子宫肌的 β 受体。也就是说，儿茶酚胺通过刺激子宫肌 β 受体松弛了子宫肌肉。此时，因无痛分娩致使剧烈的疼痛得到缓解，儿茶酚胺停止释放，子宫肌 β 受体不再接收刺激，子宫因此呈现过度收缩的状态。在此情况下，子宫或胎盘的循环如若受损，使脐带受到压迫的话，就很容易出现胎儿心动过缓。但是这种过度收缩并不会持续很长时间，因此有一过性的说法[2]。

胎儿一过性心动过缓的处理方法（图1）

虽说处理方法需要对症作出判断，但因为无痛分娩开始后的胎儿一过性心动过缓原因不明，在此只能进行对症处理。一般情况下会把变换体位、给氧、停止给予缩宫素等作为胎儿一过性心动过缓的处理方法。尤其是在导入无痛分娩后，一定要确认子宫是否过度收缩。

确认子宫过度收缩后，可选择进行紧急子宫弛缓（rapid tocolysis）治疗方案，进行硝化甘油给药[3]。

备忘录

紧急子宫弛缓（rapid tocolysis）

通过使用子宫弛缓药物，使子宫迅速得到一时弛缓的治疗方法。在产科麻醉领域经常会使用硝化甘油给药。硝化甘油 0.1mg 静脉给药约 45s 后即可生效[4]。

在北美，有很多医疗机构根据前面的假说（专栏），希望通过麻黄碱作用于 β 受体使子宫弛缓，从而在发病时给予麻黄碱治疗。虽然导入无痛分娩后的胎儿一过性心动过缓基本上不需要进行剖宫产，但还是要做好随时都能进行剖宫产的准备。

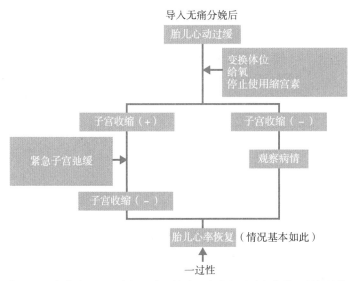

当导入无痛分娩后出现胎儿心动过缓时，确认有无子宫收缩。最好是能彻底了解紧急子宫弛缓（rapid tocolysis）。

图 1 胎儿心动过缓时的处理方法

参考文献

[1] Mardirosoff C, Dumont L, Boulvain M, et al. Fetal bradycardia due to intrathecal opioids for labour analgesia: a systemic review. BJOG, 2002, 109：274－281.

[2] Clarke VT, Smiley RM, Finster M. Uterine hyperactivity after intrathecal injection of fentanyl for analgesia during labor: a cause of fetal bradycardia? Anesthesiology, 1994, 81：1083.

[3] Mercier FJ, Dounas M, Bouaziz H, et al. Intravenous nitroglycerin to relieve intrapartum fetal distress related to uterine hyperactivity: a prospective observational study. Anesth Analg, 1997, 84：1117－1120.

[4] 入駒慎吾. 胎児機能不全の麻酔と緊急子宮弛緩：周産期麻酔. 克誠堂出版，東京，2012：203－208.

第 47 章

微弱阵痛的诊断及处理

要点

☑ 在无痛分娩中，子宫收缩力减弱时，子宫收缩间隔就会延长。

☑ 无痛分娩时，产科必须积极干预。

☑ 无痛分娩中出现继发性微弱阵痛时，最好能快速给予子宫收缩药（催产素）。

无痛分娩与子宫收缩（图 1）

在无痛分娩中，经常会出现麻醉开始后子宫收缩减弱、收缩间隔延长的情况，其发生机制尚不清楚。但是，此时若不能迅速作出"继发性微弱阵痛"的诊断，从而给予子宫收缩药（催产素）的话，将会导致产程延长。根据对子宫收缩药用药的判断，可以看出产科医生或助产士对无痛分娩的了解程度。

第 2 章
⇨参见第 16 页

在无痛分娩中，也会经常接触分娩进程急剧加快的病例。这可能是骨盆肌肉松弛的原因造成的。

另外，在胎儿一过性心动过缓章节也提到，在麻醉开始5~10min 后就可能引起子宫过度收缩。在麻醉开始 30min 后，子宫收缩力逐渐减弱，收缩间隔逐渐延长。在此，通过时间轴来理解子宫所受的影响会更简单（表 1）。

第 46 章
⇨参见第 104 页

使用子宫收缩药（催产素）

选择无痛分娩的产妇使用子宫收缩药（催产素）的频率会明显增加[1]。因此一旦诊断为微弱阵痛，产科就必须迅速采取促进子宫收缩等积极的干预措施。有报告显示，越是果断投放催产素，越不会转为剖宫产的地步[2]。笔者认为，如果一个医疗机构把使用子宫收缩药当成是风险手段的话，这家机构也就很难顺利施行无痛分娩技术了。

专 栏

无痛分娩中的产科干预

产妇在无痛分娩中疼痛能够得以缓解，因此在临床上容易认可产妇的安静状态从而导致判断失误。无痛分娩并不同于普通分娩，所以产科必须配合无痛分娩进行干预。但产科进行干预的前提是精通分娩管理。笔者认为，不了解这些就贸然干预无痛分娩管理非常危险。

人工破膜

有家医疗机构针对所有的无痛分娩中微弱阵痛的病例采取人工破膜。此法虽说很受争议,但也提示无痛分娩与普通分娩完全不同[1]。

但这家医疗机构每当施行人工破膜时都会遵循操作指南,确认胎头是否固定(Station 2 以下)。

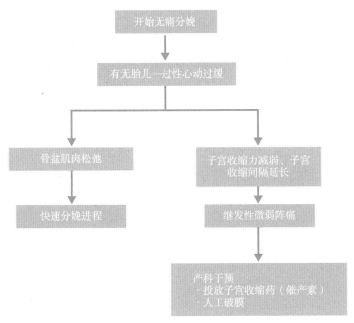

图 1 无痛分娩与子宫收缩关系的流程

表 1 无痛分娩对子宫的影响

时间轴	子宫症状	诊断
麻醉开始 5~10min	子宫过度收缩	胎儿心动过缓
麻醉开始 30min 以上	子宫收缩力减弱 子宫收缩间隔延长	继发性微弱阵痛

第 46 章
⇨参见第 104 页

参考文献

[1] Wei S, Wo BL, Qi HP, et al. Early amniotomy and early oxytocin for prevention of, or therapy for, delay in first stage spontaneous labour compared with routine care. Cochrane Database Syst Rev, 2009, 2 : CD 006794.

[2] Wei S, Luo ZC, Qi HP, et al. High–dose vs low–dose oxytocin for labor augmentation: a systemic review. Am J Obstet Gynecol, 2010, 203 : 296 – 304.

第 48 章

无痛分娩中回旋异常是否增加

要点

☑ 回旋异常是指胎头不再回旋的状态，容易导致产程的延长或停滞等问题。

☑ 在计划无痛分娩中，胎头回旋异常频率将会增加。

☑ 回旋异常时，产科必须进行投放子宫收缩药或器械助产等干预措施。

何谓回旋异常

通常胎儿的先露部为配合骨盆形状，会将身体一边回旋一边通过狭窄的产道，当某些原因导致回旋不能正常发生时称为回旋异常。回旋异常容易导致产程的延长或停滞等问题。

无痛分娩与回旋异常（表1）

无痛分娩中令人担忧的就是因为盆底肌肉弛缓导致回旋异常（枕后位、枕横位）频率增高。根据实际临床研究得出以下结论。

第 2 章 ➩参见第 16 页

有报告显示，在24h无痛分娩体制中，因无痛分娩造成的回旋异常频率并无增加[1]。

通过诱发分娩进行的计划无痛分娩占了日本无痛分娩的大半。诱发分娩是指阵痛出现之前使用子宫收缩药等措施促进分娩的方法。有报告指出，这种方法中出现回旋异常（枕后位、枕横位）的频率较高，实施中必须注意观察[2-4]。

第 9 章 ➩参见第 30 页

但是，因为在无痛分娩中运用神经分离阻断技术、使用低浓度的局部麻醉药，近年来无痛分娩中的回旋异常已经越来越少。

第 34 章 ➩参见第 80 页

此外，回旋异常还有可能导致爆发痛（breakthrough pain，BTP）。

备忘录

枕后位与枕横位（图1）

枕后位： 胎儿后头部与母体背部方位一致，也就是说先露部的后囟门（小囟门）往后方回旋。

枕横位： 胎头入盆后矢状缝与盆骨横径一致，状态不变的情况。

回旋异常的处理

回旋异常容易导致产程的延长或停滞等问题，加上无痛分娩容易引起微弱阵痛，容易造成分娩时间延长。这种情况下必须给出相应措施。

第 47 章
⇨参见第 106 页

首先选择的处理措施是给予子宫收缩药（催产素）。如果进入到第 2 期，胎儿极有可能娩出的情况下也可选择器械助产。无痛分娩中不管是选择子宫收缩药还是器械助产，都必须有产科进行干预（表 2）。

第 49 章
⇨参见第 110 页

表 1　无痛分娩的方式不同致使回旋异常出现的频率不同

无痛分娩的方式	回旋异常
24h 无痛分娩	发病频率不变
计划无痛分娩（在日本最多）	发病频率增加

图 1　回旋异常时内诊所见

表 2　无痛分娩时容易引起的回旋异常

回旋异常的种类	处理措施	回旋异常时分娩方法
枕后位	侧卧位 （70% 变为枕前位）	吸引分娩、产钳分娩 剖宫产
枕横位	侧卧位 子宫收缩药	剖宫产 吸引分娩 产钳分娩

参考文献

[1] Yancey MK, Zhang J, Schweitzer DL, et al. Epidural analgesia and fetal head malposition at vaginal delivery. Obstet Gynecol, 2001, 97 : 608 – 612.

[2] Fitzpartrick M, McQuillian K, O'Herlihy C. Influence of persistent occiput posterior position on delivery outcome. Obstet Gynecol, 2001, 98 : 1027 – 1031.

[3] Leighton BL, O'donoghue C. Unintended effects of epidural analgesia during labor: a systematic review. Am J Obstet Gynecol, 2002, 186 : S31 – 68.

[4] Leighton BL, Halpern SH. The effects of epidural analgesia on labor, maternal, and neonatal outcomes: a systematic review. Am J Obstet Gynecol, 2002, 186 : S69 – 77.

第 49 章

无痛分娩中器械助产率是否增加

要点

☑ 器械助产包括吸引助产与产钳助产。

☑ 无痛分娩中，实施器械助产的比例会提升约 10%。

☑ 使用低浓度局部麻醉药有利于降低器械助产率。

☑ 分娩第 2 期停止使用硬膜外自控镇痛（PCEA），除了会让产妇感到疼痛，没有任何意义。

何谓器械助产

器械助产为分娩第 2 期（宫口全开后）需要快速分娩时，使用器械（吸引装置或产钳）助产，以达到经阴道分娩的目的。具体包括吸引助产与产钳助产（图 1）。

备忘录

器械助产（表 1）

吸引助产： 用胎头吸引器在胎儿头部形成负压后进行牵引的方法。

产钳助产： 用专业助产钳牵拉胎儿头部娩出胎儿的方法。

无痛分娩与器械助产率

有报告显示，施行无痛分娩的产妇器械助产率会增加约 10%[1]。无痛分娩会导致分娩第 2 期延长，尤其是初产妇的第 2 期会延长 1.5 倍左右。所以从宫口全开后就要及时判断，既不能一味延长产程，也要了解无痛分娩中产程延长的问题。因此，作为无痛分娩的管理者，必须掌握需要器械助产时能迅速实施助产的技术。一旦产程过长导致分娩停滞，判断必须剖宫产时，收缩乏力的子宫会给手术带来风险。另外，无痛分娩并不会造成剖宫产率增加。

第 2 章 ⇨参见第 16 页

另外，局部麻醉药浓度过高会导致产妇怒责减弱。为此，无痛分娩时经常会使用低浓度麻醉药，再采取器械助产的手段[2]。但低浓度麻醉药会导致镇痛效果不足，因此必须适量添加芬太尼（阿片类）等药物。

第 50 章 ⇨参见第 112 页

关于降低器械助产频率的尝试

经常有为了避免分娩第 2 期延长与器械助产，从而在第 2 期中止硬膜外自控镇痛（patient-controlled epidural analgesia，PCEA）的尝试，但这些尝试已经被证明没有任何效果，因此今后不可再进行尝试[3]。这样只会增加产妇的疼痛。

近年来，一般只要产妇有要求，都会在分娩早期开始无痛分娩。经证明这样的做法并不会导致器械助产率增高[4]。

但是，有报告显示，器械助产尤其是产钳助产会增加会阴出血，因此助产时要注意提防产科出血[5]。

第 51 章
⇨参见第 114 页

吸引助产　　　　　　　　　　　　　产钳助产

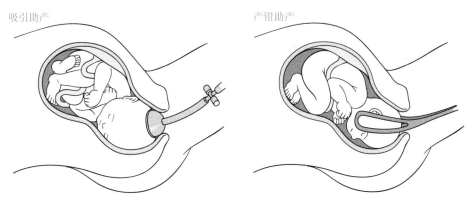

图 1　吸引助产与产钳助产

表 1　**器械助产的种类与特征**

器械助产的种类	特征	
	优点	缺点
吸引助产	侵袭性较小	成功率低
产钳助产	成功率高	熟练使用难度较大

参考文献

[1] Anim-Somuah M, Smyth RM, John L. Epidural versus non-epidural or no analgesia in labour. Cochrane Database Syst Rev, 2011, 12 : CD000331.

[2] Wang TT, Sun S, Huang SQ. Effects of epidural labor analgesia with low concentrations of local anesthetics on obstetric outcomes: a systematic review and meta-analysis of randomized controlled trials. Anesth Analg, 2017, 124 : 1571-1580.

[3] Torvaldsen S, Roberts CL, Bell JC, et al. Discontinuation of epidural analgesia late in labour for reducing the adverse delivery outcomes associated with epidural analgesia. Cochrane Database Syst Rev, 2004, 4 : CD004457.

[4] Sng BL, Leong WL, Zeng Y, et al. Early versus late initiation of epidural analgesia for labour. Cochrane Databese Syst Rev, 2014, 10 : CD007238.

[5] Magann EF, Evans S, Hutchinson M, et al. Postpartum hemorrhage after vaginal birth: an analysis of risk factors. South Med J, 2005, 98 : 419-422.

第 50 章

无痛分娩中剖宫产率是否增加

> **要点**
> ☑ 一般情况下，无痛分娩不会增加剖宫产率。
> ☑ 关于剖宫产率，有必要对照"无痛分娩体系"（镇痛法 × 麻醉开始时间）逐一进行研究。
> ☑ 在计划无痛分娩中，剖宫产率会增加。

无痛分娩与剖宫产率

一般情况下，无痛分娩虽然会造成器械助产率增加，但不会造成剖宫产率的增加[1]。但这是来自欧美的数据。在不进行多种麻醉药并用的高浓度局部麻醉无痛分娩医疗机构或施行计划性无痛分娩的医疗机构中，可能会有不一样的结果。此外，在爆发痛（breakthrough pain，BTP）出现过于频繁或分娩过程太过异常的情况下，剖宫产率也可能会增加。

第 49 章
⇨参见第 110 页

"无痛分娩体系"与剖宫产率

"无痛分娩体系"包括镇痛法与麻醉开始时间两部分。"无痛分娩体系"不同，可能对剖宫产率的影响也不同（图 1，表 1）。

第 5 章
⇨参见第 22 页

镇痛法的不同

有报告显示，硬膜外麻醉无痛分娩与腰硬联合麻醉（combined spinal and epidural anesthesia，CSEA）无痛分娩对剖宫产率的影响并无区别[2]。但是，无证据表明不进行多种麻醉药并用的高浓度局部麻醉对剖宫产率是否有影响。

麻醉开始时间的不同

欧美的无痛分娩体制基本上都是 24h 无痛分娩（on-demand）。然而，在日本多个医疗机构采取的计划无痛分娩是否真的不会增加剖宫产率还不清楚。特别是在初产妇早产、子宫颈尚未成熟的情况下诱发分娩的行为，是否真的不会引起剖宫产率的增加呢[3, 4]？

无论如何，日本无痛分娩后的剖宫产率必须对比各个医疗机构的"无痛分娩体系"后才能正式下结论。

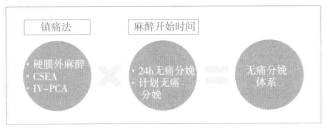

"无痛分娩体系"（镇痛法、麻醉开始时间）的内容不同，对剖宫产率的影响。

图 1　"无痛分娩体系"

表 1　"无痛分娩体系"与剖宫产率

镇痛法	麻醉开始时间	
	24h 无痛分娩 （on-demand）	计划无痛分娩
硬膜外麻醉	剖宫产率不变	剖宫产率增加（？）
腰硬联合麻醉（CSEA）	剖宫产率不变	剖宫产率增加（？）

参考文献

[1] Anim-Somuah M, Smyth RM, John L. Epidural versus non-epidural or no analgesia in labour. Cochrane Database Syst Rev, 2011, 12 : CD000331.
[2] Simmons SW, Taghizadeh N, Dennis AT, et al. Combined spinal-epidural versus epidural analgesia in labour. Cochrane Database Syst Rev, 2012, 10 : CD003401.
[3] Kaul B, Vallejo MC, Ramanathan S, et al. Induction of labor with oxytocin increase cesarean section rate as compared with oxytocin for augmentation of spontaneous labor in nulliparous parturients controlled for lumbar epidural analgesia. J Clin Anesth, 2004, 16 : 411-414.
[4] Miller NR, Cypher RL, Foglia LM, et al. Elective induction of labor compared with expectant management of nulliparous women at 39 weeks gestation: a randomized controlled trial. Obstet Gynecol, 2015, 126 : 1258-1264.

出现难治性产科出血时如何处理

何谓难治性产科出血

具有生产时出现大量预想外出血，或虽是少量出血但容易合并产科弥散性血管内凝血（disseminate intravascular coagulation，DIC）的特征。为了应对该疾病，日本于 2010 年开始筹划刊发《难治性产科出血应对指南》。随着时代的变化于 2017 年 1 月刊行了改订版《难治性产科出血应对指南 2017》（图 1）。

产妇死亡的原因

日本的孕产妇每 250 人中就约有 1 人会陷入致死状态。而最主要的致死原因就是难治性产科出血。难治性产科出血占产妇死亡原因的 1/4，其中最常出现的病状为羊水栓塞（amniotic fluid embolism，AFE）。

第 52 章
⇨参见第 116 页

无痛分娩与难治性产科出血

不仅是无痛分娩，只要关乎分娩问题，就难以避免会出现难治性产科出血。无痛分娩中需要特别注意的疾病如下（表 1）。

羊水栓塞

如今产科 DIC 合并出血作为原因不明的弛缓出血也被列入羊水栓塞，此病因是现今导致母体死亡最常见的原因。主要原因是羊水成分流入母体血液，引起过敏样反应。因此，在发病初期，千万不可放过过敏性疾病所特有的"状态不稳"的症状。

第 52 章
⇨参见第 116 页

第 41 章
⇨参见第 94 页

正常位置胎盘早期剥离和子宫破裂

在无痛分娩中，正常位置胎盘早期剥离、子宫破裂初期特有的疼痛症状可能会因为不明显被忽略，从而延误病情。正常位置胎盘早期剥离会因为持续性内出血造成子宫内压升高，呈"硬板状"。而子宫破裂发生时会有"剧烈的疼痛"。但是，在无痛分娩中因为这些疼痛症状都不明显，所以大都是通过胎儿心跳情况

第 53 章
⇨参见第 118 页

发现异常。

难治性产科出血的处理

分娩时出血量多，休克指数超过 1.0，怀疑分娩时异常出血时，遵照《难治性产后出血应对指南 2017》（图 1）进行处理。

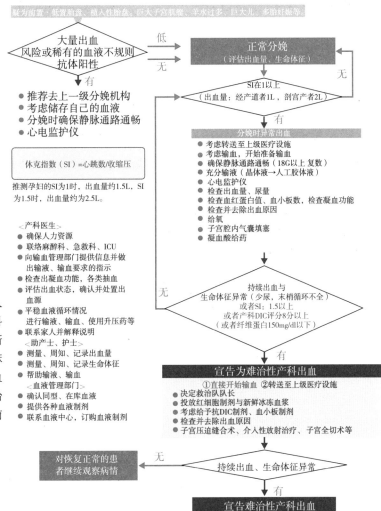

（引自日本产科妇人科学会/日本产妇人科医会/日本周产期·新生儿医学会/日本麻醉科学会/日本输血细胞治疗学会：难治性产科出血应对指南 2017）

图 1　难治性产科出血应对指南 2017

表 1　无痛分娩中导致难治性产科出血的 3 种疾患

疾病	病因	有助于早期发现的症状	与无痛分娩的关系
羊水栓塞	羊水成分进入母体（过敏样反应）	状态不稳定，弛缓出血	占妊娠死亡原因的 1/4
正常位置胎盘早剥	胎盘剥离面内出血	硬板状	症状容易被忽视
子宫破裂	子宫肌层断裂	剧烈疼痛	症状容易被忽视，微弱阵痛时使用子宫收缩药会提高风险

引起羊水栓塞时

要点

☑ 羊水栓塞约占产妇死因的 1/4。

☑ 确诊羊水栓塞需要尸检，但为了急救，使用临床诊断标准即可。

☑ 循环虚脱时，需及时集中会诊治疗。

☑ 产科弥散性血管内凝血（DIC）合并出血需要大量补充纤维蛋白原。

何谓羊水栓塞

羊水栓塞（amniotic fluid embolism，AFE）是羊水成分流入母体血液中，引起过敏样反应的病态。容易引起循环虚脱或产科弥散性血管内凝血（disseminate intravascular coagulation，DIC）合并出血，不及时对症治疗的话可能危及生命（图 1）。

无痛分娩与羊水栓塞之间尚未被证明有相关性，但羊水栓塞作为产妇最常见的死因，必须要引起高度重视。

专 栏

无痛分娩与羊水栓塞

根据对产妇死亡病例的探讨，渐渐出现了无痛分娩中羊水栓塞的概率似乎更高的疑惑。因为无痛分娩中医疗干预与预后之间的因果关系错综复杂，对于无法验证这一观点也是令人烦闷不堪。

羊水栓塞的诊断

羊水栓塞的确诊需要对母体尸检后确认是否存在胎儿成分，对于以救命为目标的医务工作者来说很不现实。因此我们需要使用临床诊断标准（表 1）。另外，粪卟啉锌 (Zn-CP1) 和神经氨酸 –N– 乙酰氨基半乳糖（STN）是检测羊水栓塞的血清学标志物。如果怀疑发生了羊水栓塞，可以把从母体采集血液进行遮光保存，联系滨松医科大学羊水栓塞班。以笔者的经验来看，初期阶段出现的过敏症特有的"状态不稳"是早期发现羊水栓塞的关键。

第 41 章
⇨参见第 94 页

羊水栓塞的治疗

循环虚脱时需直接进行气管插管，给予循环辅助等挽救生命的处理。产科 DIC 合并出血被作为原因不明的弛缓出血，首先要进行 DIC 的治疗。此时，母体已经出现凝血功能障碍，因此需要迅速大量补充纤维蛋白原。现在医学界就纤维蛋白原溶液的储存存在争议。

第 10 章
⇨参见第 32 页

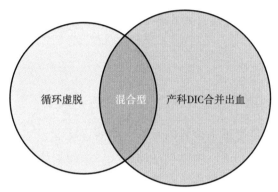

循环虚脱型
胎儿附属物对肺部毛细血管的物理性栓塞及羊水成分对母体造成过敏样反应，导致肺部毛细血管痉挛收缩。

产科 DIC 合并出血型
胎粪中的物质进入母体血液中，通过细胞激动作用引发 DIC。

图 1　羊水栓塞的分类

表 1　羊水栓塞的临床诊断标准[1]

1	妊娠中或分娩 12h 内发病
2	观察到的现象及症状无法用其他致病机制解释
3	对于下列症状·疾患（1 点或以上）进行集中会诊治疗 a. 心搏骤停 b. 原因不明的 1500ml 以上大出血 c. 弥散性血管内凝血（DIC） d. 呼吸不全

注　以上 3 条中，满足 1 和 2，再加上 3 中的 a~d 中的一条，临床上就可诊断为羊水栓塞

参考文献

[1]　木村　聡，大井豪一，矢口千津子ほか. 羊水塞栓症の新しい诊断基準の提案. 日产妇新生児血会誌，2005，15：S57-58.

第 53 章

无痛分娩中正常位置胎盘早期剥离及子宫破裂的处理

要点

☑ 无痛分娩中可能无法及时发现正常位置胎盘早期剥离或子宫破裂。

☑ 但是通常无痛分娩使用的局部麻醉药的浓度（0.1% 左右）不足以缓解剧痛。

☑ 不管是哪一个，都可以通过单次给药无效的爆发痛（BTP）或胎儿心跳异常来诊断。

何谓正常位置胎盘早期剥离（表1）

正常位置胎盘早期剥离是指正常位置的胎盘（非前置胎盘）在胎儿娩出前出现原因不明的剥落。胎盘剥落面积越广疾病越严重。有时还会造成孕产妇及胎儿的死亡。因此在病情不可控制之前需要迅速进行治疗。正常位置胎盘早期剥离会因为剥离部位持续内出血造成子宫内压增高，常会使子宫呈"硬板状"。如有持续性强烈疼痛或胎儿心跳异常，就要怀疑是否发生了胎盘早期剥离，超声检查若显示胎盘部位血肿则可确诊为正常位置胎盘早期剥离。治疗时如果出现凝血障碍则需要大量输血。

何谓子宫破裂（表1）

子宫破裂是指妊娠、分娩时子宫肌层断裂的病态。子宫肌层有瘢痕（如剖宫产史、子宫手术史等）容易引起子宫破裂。对于有既往史的产妇导入无痛分娩后会有微弱阵痛，这时再使用子宫收缩药，子宫破裂的风险就会加大。其症状为强烈的腹痛、胎儿心跳异常，会引起快速休克。另外，通过超声检查发现胎儿明显已经脱出子宫外。首先要进行紧急开腹治疗，接着再根据腹腔与弥散性血管内凝血（disseminate intravascular coagulation，DIC）休克的情况进行下一步治疗。

无痛分娩与正常位置胎盘早期剥离、子宫破裂

无痛分娩中，有时会因为忽略正常位置胎盘早期剥离、子宫破裂的初期会有的疼痛症状，导致延误病情。但是无痛分娩会使用的局部麻醉药浓度是无法缓解这种剧痛的，因为产程中绝不会对病情彻底忽略[1]。另外，事实证明无痛分娩中比起胎心异常，会更容易发现正常位置胎盘早期剥离、子宫破裂。美国妇产科医

师学会（ACOG）认为，在剖宫产后阴道试产（trial of labor after cesarean，TOLAC）中子宫破裂症状不明显不能成为放弃无痛分娩的理由[2]。只要单次给药后无法缓解爆发痛（breakthrough pain，BTP），且胎心异常时，进行超声检查即可。BTP原因对应的抢救流程见图1。

表1 正常位置胎盘早期剥离和子宫破裂

项目	正常位置胎盘早期剥离	子宫破裂
病因	胎盘剥离面内出血	子宫肌层断裂
帮助早期发现的症状	硬板状	强烈腹痛
与无痛分娩的关系	病情可能发现过晚	病情可能发现过晚
胎儿愈后	重症病例可致胎儿宫内死亡	子宫（腹腔）内胎儿死亡
母体凝血障碍	消耗性凝血障碍	稀释性凝血障碍

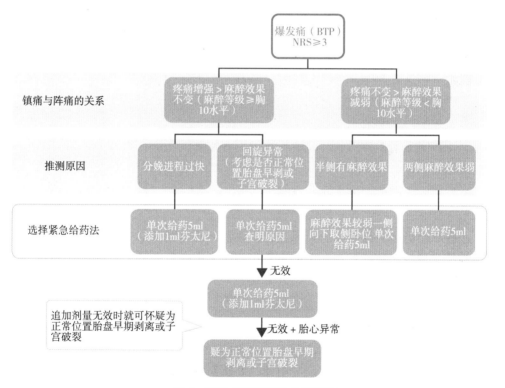

图1 BTP原因对应的抢救流程

参考文献

[1] Kelly MC, Hill DA, Wilson DB. Low dose epidural bupivacaine/fentanyl infusion dose not mask uterine rupture. Int J Obstet Anesth, 1997, 6 : 52 – 54.

[2] American College of Obstetricians and Gynecologists. Practice Bulletin No.5, Vaginal birth after cesarean delivery. 1999.

第54章

无痛分娩中的"陷阱"

要点

☑ 将无痛分娩作为普通分娩来对待的话，就会无意识间掉入"陷阱"。

☑ 需要认识到过去与现状（新防治对策）的区别。

☑ 虽不能期望找到确立迹象，但为了保证产妇安全必须掌握相关知识。

"陷阱"

笔者刚开始接触无痛分娩时，总是遇见正常位置胎盘早期剥离或产科出血合并弥散性血管内凝血（disseminate intravascular coagulation，DIC）的羊水栓塞最终导致剖宫产的案例。当然像这种偶发事件之间没有什么明确的因果联系。但如今回想起来，这是不是因为笔者在更改治疗方案时没有意识到过去与现状的区别，依然持续同样的医疗行为（例行程序）的结果呢？笔者将类似这种绊脚事件称为"陷阱"。

例如，

·快速镇痛引发的子宫过度收缩是否正常位置胎盘早期剥离的诱因？

第29章
⇨参见第71页

·是否因为未在合适的时间段投放子宫收缩药，所以最终导致剖宫产？

·是否因为在分娩第2期一直持续对产妇进行观察，所以才导致子宫肌肉疲劳从而出现失血性疾病？

这些原因仍然不得而知。实际上，组建临床研究团队研究这些因为技术疏忽所致的疾病，是根本不可能找到有关迹象的。具体应该是因为，子宫过度收缩、微弱阵痛及产程延长的治疗处理必须要迅速（图1）。

如果无意识间掉入"陷阱"的话，则会因为增加器械助产次数而加重会阴撕裂与出血量。器械助产时要小心肛门括约肌的收缩状况，不然容易导致4度裂伤。由此，要重新确立助产士在无痛分娩中对会阴保护的认知。会阴裂伤时的出血量来自末梢血管扩张，因此当裂伤增大时出血量也会增多。

图2中整理了有关无痛分娩与子宫收缩药使用的"陷阱"。

■ 专 栏 ■

例行程序的重要性

　　看到过去与现状的区别，一边认识了解一边进行治疗是很重要的。有时必须要改变以往的例行程序。但是不管什么事的例行程序在改变时都会出现一些小状况。这可能是因为例行程序中包含着迄今为止所有医务工作者的智慧，无意中改变这些程序就可能会出现不和谐因素。开始新的无痛分娩时也会遇见这种不和谐的因素，但不好好对防治对策进行更新，则会造成"无痛分娩很危险"的后果。

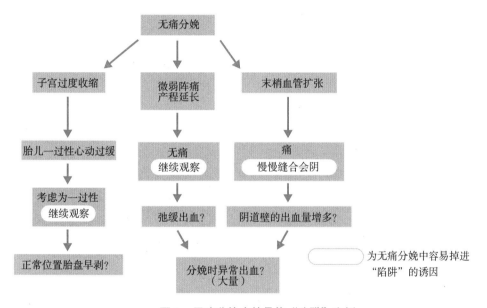

图1　无痛分娩中的具体"陷阱"实例

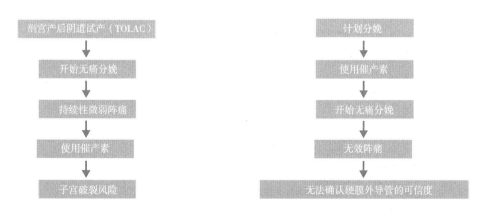

a 使用子宫收缩药的"陷阱"　　　　　b 使用子宫收缩药后无效的"陷阱"

图2　有关无痛分娩与使用子宫收缩药的"陷阱"

第 55 章

无痛分娩中助产士的重要性①

要点

☑ 陪伴于孕妇身边，最受孕妇信赖的是助产士。

☑ 助产士具有帮助孕妇制定分娩计划书的责任。

☑ 与孕妇沟通交流，注意麻醉开始时机。

☑ 麻醉开始时，帮助孕妇取合适的体位。

陪伴孕妇左右

助产士是陪伴孕妇左右、全程支援妊娠·分娩的一种职业。这里的全程是指从孕妇分娩计划书的策划一直到授乳为止的过程。助产士是孕妇最为信赖的人。只要是和"分娩"有关的事宜，就一定会与助产士相关（图1）。

第 8 章
⇨参见第 28 页

协助达成分娩计划书

在分娩计划书中选择"无痛生产"的孕妇，当然也需要助产士的帮助。助产士的作用不仅仅是与孕妇共同战胜分娩痛，更重要的是帮助孕妇消除选择无痛分娩带来的潜在的罪恶感。只有帮助孕妇本人达成分娩计划书，才能实现所有相关医务人员共同的价值观。

注意麻醉开始时机

在 24h 无痛分娩中，无痛分娩的开始时期必须以孕妇要求为准[1]。助产士在确认孕妇需要什么程度的无痛分娩后，在合适的时机传达给医生。假如有孕妇在是否选择无痛分娩时感到迷茫，并在最后因无法忍耐痛苦而选择了无痛分娩，需要照顾孕妇的情绪，不要让对方觉得这是"未能实现原计划"。

第 5 章
⇨参见第 22 页

麻醉开始的辅助

开始无痛分娩时，必须边帮助孕妇调整姿势边用合适的声音提醒并帮助其取合适的体位。麻醉对于孕妇来说是一项侵袭性的处置，需要做一些安抚因为疼痛与恐惧而内心不安的孕妇的工作。这是分娩时最受孕妇信赖的助产士的重要任务。另外，为了给麻醉医师指认髂嵴连线（Jakoby Line），助产士还需具备相关的麻醉知识。

第 15 章
⇨参见第 42 页
第 17 章
⇨参见第 46 页

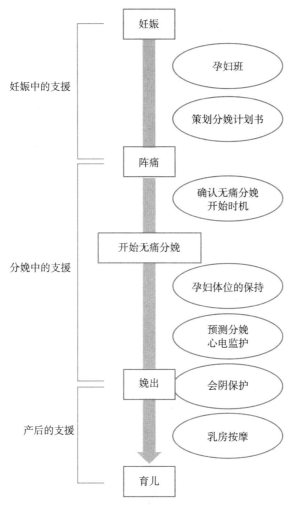

青色的◯中的内容对于无痛分娩来说尤其重要。

助产士对孕妇的帮助持续存在于妊娠中·分娩中·产后阶段。

虽说是无痛分娩，但疼痛不会完全消失。

图1　无痛分娩时助产士的重要作用

参考文献

[1]　American College of Obstetrics and Gynecology. ACOG practice bulletin. Obstetric analgesia and anesthesia. Number 36, July 2002. American College of Obstetrics and Gynecology. Int J Gynaecol Obstet, 2001, 78：321–335.

第 56 章

无痛分娩中助产士的重要性②

要点

☑ 无痛分娩中的分娩预测，对于助产士来说是关乎高质量无痛分娩的重要工作。

☑ 无痛分娩中的心电监护，可以确保无痛分娩的高质与安全。

☑ 帮助产妇在分娩第 2 期中维持良好镇痛效果，知道产妇怒责时机。

☑ 在无痛分娩中，因为会出现肛门括约肌的弛缓，所以需要更细致的会阴保护。

无痛分娩中助产士的作用

预测分娩

助产士常常会在孕妇身边对分娩进程进行预测。因为无痛分娩无法从孕妇的吐息与疼痛部位的变化中获取分娩进程的信息，因此需要助产士具有非常熟练的分娩进程预测能力。为此，在分娩中，助产士需要频繁内诊从而把握分娩进程。

第 8 章
⇨参见第 28 页

心电监护

无痛分娩时，不仅是胎儿有胎心监护仪，母体也会装置心电监护仪。为了提高分娩的安全性，助产士在床旁进行观察非常重要。助产士采用疼痛数字评价量表（numerical rating scale，NRS）进行疼痛评估以及采用低温测试进行麻醉等级评估，也可以提高无痛分娩的高质性。**另外**，还期待助产士能够在发现下肢运动麻痹或高位脊髓麻醉时尽早指出问题，或早期发现全脊髓蛛网膜下腔麻醉等致死并发症。

第 11 章
⇨参见第 34 页

第 27 章
⇨参见第 66 页
第 38 章
⇨参见第 88 页

专栏

NRS=3 但疼痛程度在可忍受范围

笔者所在的圣隶滨松医院实施无痛分娩时，以 NRS=0 为目标对无痛分娩进行疼痛管理。最初经常能看见"NRS=3 但疼痛程度在可忍受范围"的记录，基本上这些病例随后 NRS 都会超过 5，这时就必须进行强效麻醉药单次给药。阵痛属于波状的侵害性刺激，通过 NRS=3 这种微妙的疼痛是无法进行管理的，因为各种各样的刺激，会使神经纤维无法保持温和的疼痛状态。不管 NRS=3 时疼痛程度是否在可忍受范围内，不以 NRS=0 为目标进行疼痛管理，就不能顺利对无痛分娩进行管理。

分娩第 2 期的管理

在无痛分娩中，分娩第 2 期会延长[1]。为此，有些医务工作者会在第 2 期时劝产妇不要按压患者自控镇痛（patient-controlled analgesia，PCA）的按钮。虽然这种做法是为了让产妇获取产力，但完全没有效果，只会让产妇痛苦[2]。当产妇担心分娩第 2 期延长，为是否按 PCA 按钮而踌躇时，助产士需要在此时认真给出解释。因为产妇非常相信助产士，可能会听取助产士的建议。

第 49 章
⇨参见第 110 页

另外，助产士在分娩第 2 期另一重要的职责就是指导产妇在子宫收缩最强时进行怒责（图 1）。

无痛分娩特有的会阴保护

无痛分娩中，器械助产率会增加[1]。此时的问题就是无痛分娩会造成或多或少的运动神经麻痹。具体来说，无痛分娩会使肛门括约肌无法发挥原本的力量，可能导致器械助产时加重裂伤。一旦造成 3 度或 4 度裂伤，创伤部位在麻醉消失后会给产妇带来痛苦。小心注意保护会阴的同时，也是助产士发挥实力的时候。

第 49 章
⇨参见第 110 页

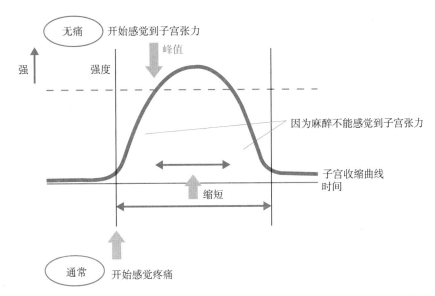

无痛分娩时因为不能感知阵痛，只能在子宫收缩达到最高峰时作出判断。为此必须根据助产士的指示怒责。

图 1　无痛分娩中怒责时机不明的理由

参考文献

[1] Anim-Somuah M, Smyth RM, John L. Epidural versus non-epidural or no analgesia in labour. Cochrane Database Syst Rev, 2011, 12 : CD 000331.
[2] Torvaldsen S, Roberts CL, Bell JC, et al. Discontinuation of epidural analgesia late in labour for reducing the adverse delivery outcomes associated with epidural analgesia. Cochrane Database Syst Rev, 2004, 18 : CD 004457.

第 57 章

分娩后如何管理

> **要点**
>
> ☑ 无痛分娩对于分娩后徒手操作、缝合时镇痛与母体的安静、再缝合时的麻醉等有效。
> ☑ 硬膜外导管留置至产后 2h。
> ☑ 持续性运动神经麻痹时疑为硬膜外血肿。

无痛分娩后产褥期的特点（表 1）

无痛分娩后产褥期的管理与其他产妇不同。

产后无痛分娩最大的优势就是在缝合会阴时，还是在无痛分娩的时间范围中。例如，对阴道壁裂伤进行深度缝合时，这种无痛状态的优势在于不仅能确保手术视野，还能维持产妇一动不动的状态。为此有些手术者会在胎儿娩出后将按压患者自控镇痛（patient-controlled analgesia，PCA）按钮作为一道必要程序。另外，即使出现胎盘遗留等问题，也能够马上徒手进行操作（图 1）。

硬膜外导管拔管（表 1）

从进入分娩部一直到回到病房（产后 2h），确认会阴·阴道有无血肿为止，必须全程留置无痛分娩中使用的硬膜外导管。之所以如此是万一需要再次手术缝合，则可以通过导管进行麻醉。

另外，因为麻醉不良反应导致下肢感觉异常或运动神经麻痹等问题时，在胎儿娩出后不应投放任何麻醉药物，持续谨慎地观察病情。使用较低浓度（0.1% 左右）的局部麻醉药时，最终给药 2h 后就应该不会有下肢运动神经麻痹的残留问题。回病房前运动神经麻痹症状仍不见好转时，必须要进行排除硬膜外血肿等疾病的诊断。

> **备忘录**
>
> **硬膜外血肿**
>
> 孕产妇的凝血功能亢进，因此引起硬膜外血肿的概率应该相对较小。因此本书并未对此进行详细的描述。但是只要施行硬膜外麻醉，就不能完全无视此并发症。

表 1　无痛分娩产后优点

时期	硬膜外麻醉的用途	病态
分娩后	徒手操作	子宫异位症 胎盘残留
	缝合时确保视野与母体的安静	会阴裂伤 阴道壁裂伤 子宫颈裂伤
回病房前	再次缝合时麻醉效果	会阴血肿 阴道壁血肿

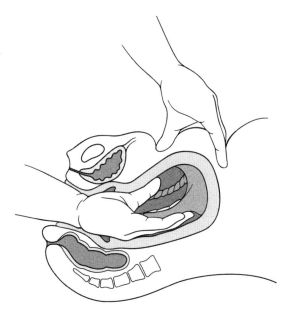

无痛分娩对于这种侵袭性处置也能做到有效镇痛，可以保证快速进行治疗。

图 1　徒手剥离胎盘术

第 58 章

妊娠期高血压疾病患者无痛分娩的注意事项

要点

☑ 妊娠期高血压疾病（HDP）孕妇经产道分娩时，推荐使用无痛分娩。
☑ 分娩当天要确认血小板与凝血功能。
☑ 虽然麻醉法要根据胎儿健康（well-bing）状态进行选择，但应选择单纯硬膜外麻醉。
☑ 不仅要进行疼痛管理，还需进行血压管理。

何谓妊娠期高血压疾病

妊娠期高血压疾病（hypertensive disorders of pregnancy，HDP）为妊娠 20 周后至分娩 12 周高血压反复发作的一组综合征。此综合征会导致蛋白尿、全身脏器损害等。这些症状并不是单纯属于妊娠中偶然的并发症。发生此症的孕妇有强制性终止妊娠的可能。

妊娠期高血压疾病与无痛分娩

经产道分娩的 HDP 孕妇因为担心血压增高，会害怕疼痛或怒责等行为。为了解决这个问题，《妊娠高血压疾病诊疗指南 2015》（推荐等级 C）中记录了无痛分娩的优势[1]（表 1）。此外，在麻醉开始前建议确认当天的血小板与凝血功能。HDP 孕妇有时会出现血小板急剧减少的情况，需要特别注意。另外，在无痛分娩中可选择阿斯匹林 + 硫酸镁。

选择麻醉法时，最好不选择腰硬联合麻醉（combined spinal and epidural anesthesia，CSEA）而选择硬膜外麻醉。这是因为 HDP 对胎儿应该多少有些影响，因此要避免快速镇痛造成的子宫过度收缩。另外，血压管控也是 HDP 产妇无痛分娩的要点。我们需要意识到，提供良好的镇痛管理有助于降压。对于爆发痛（breakthrough pain，BTP）也要迅速应对。如果产妇在无痛状态下血压依旧上升的话，就可能需要进行剖宫产（表 2）。

为了缩短分娩第 2 期，选择器械助产的产科医疗行为很常见。

第 13 章
⇨参见第 38 页
第 29 章
⇨参见第 71 页

第 49 章
⇨参见第 110 页

能否应对临床疗法?

很多医疗机构声称"本院提供适用于临床的无痛分娩"。孕妇及家人看到此声称都会舒一口气吧。但是,这些连普通的无痛分娩都谈不上精通的医务人员,恐怕很难提供适用于临床的科学无痛分娩。如果因为疼痛管理不到位导致产程延长,希望尽可能避免分娩停滞的剖宫产。

表 1　硬膜外镇痛无痛分娩的注意事项

①确认血小板数量	推荐等级 A
②避免输液过多	推荐等级 B
③慎重使用升压药	推荐等级 B

(来自妊娠期高血压疾病治疗指南 2015)

表 2　HDP 患者无痛分娩与普通无痛分娩的不同

项目	普通无痛分娩	HDP 患者无痛分娩
麻醉法	单纯硬膜外麻醉 腰硬联合麻醉(CSEA)	单纯硬膜外麻醉
麻醉前检查	孕妇体检中的血小板数	检查手术当日血小板数及凝血功能
麻醉开始前	自然阵痛较多	计划分娩较多 (需要扩张子宫颈)
管理要点	疼痛评估分数 麻醉评估等级	疼痛评估分数 麻醉评估等级 血压
产科诊疗行为	适合正常无痛分娩	器械助产 (以缩短分娩第 2 期为目的)

参考文献

[1] 日本妊娠高血圧学会編. 無痛分娩. 妊娠高血圧症候群の診療指針2015.　東京:メジカルビュー一社, 2015:213.

第 59 章

日本助产士国家考试的意义

要点

☑ 国家考试的出题内容反映出国家的医疗政策。

☑ 2017 年日本助产士国家考试 150 道考题中，涉及无痛分娩的考题有 6 道。

☑ 2018 年的日本助产士国家考试中考题的出题基准也包含了无痛分娩。

☑ 大量的医疗设施必须变更教学计划。

何谓国家考试

国家考试是为了考察一个人是否有资格接受国家的授权。是否能正确理解为国民提供的使用最频繁医疗技术，成为考试的主要目的。另外，考试中还会出现反映国家医疗政策方向的考题。

助产士国家考试中关于无痛分娩的考题

社会对于无痛分娩的需求越来越多。2017 年日本助产士国家考试 150 道考题中，涉及无痛分娩的考题有 6 道。这虽然是第一次出现了无痛分娩的考题，关于病例分析的题目就有两道大题（每大题三小问）。其中意义可见一斑。本次关于无痛分娩的出题意图并不知晓，但可预见今后无痛分娩一定会逐步普及。2008 年调查显示，在日本仅占全部分娩比例 2.6% 的无痛分娩，在 2016 年已倍增至 6.1%。虽然 2017 年 4 月因无痛分娩死亡病例的报道对于社会的冲击力很大，但笔者认为即便如此也无法阻止无痛分娩普及的脚步。

无痛分娩有关知识成了助产士必须了解的内容

在教学领域，国家考试中出现的考题马上就会反映到教学计划中。2018 年助产士国家考试的出题基准中，无痛分娩已单独列出（表 1）。虽然尚未确认在各培养助产士的医疗机构内，无痛分娩是否已经被编进教学计划中，但笔者已经收到了两所学校的聘请书。在某些助产士实习的机构内，正在积极处理无痛分娩的病例。

今后，无痛分娩将成为助产士的一项重要技术。相信会有很多企业会乘势邀请有经验的助产士进行相关宣讲。今后无痛分娩的发展将会越来越引人期待。而现今国家考试中对于无痛分娩知识的涉及，也可理解为这是为了让陪伴孕妇左右的助产士提高自身素质，为确保日本更安全、更高质的无痛分娩而努力向前。

表1　助产士国家考试出题基准（2018年）部分精简内容[1]

大项目	中项目	小项目
6 分娩的基础	A 关于分娩的定义	a 开始分娩的定义 b 分娩第 1 期至第 4 期的定义 c 法律·产科学对分娩期的定义 d 分娩种类，分娩体位 e 诱发分娩，促进分娩 f 无痛分娩

参考文献

[1] 厚生労働省ホームページ. 保健師助産師看護師国家試験出題基準 平成30年版.
http://www.mhlw.go.jp/stf/houdou/0000158926.html.

第 60 章

员工取得基础生命支持资格对无痛分娩安全性的影响

要点

☑ 基础生命支持（BLS）是专业或非专业人员都可操作的无需使用专业器械的徒手急救。

☑ 无痛分娩中麻醉致死的病例有全脊髓麻醉、局部麻醉药中毒。

☑ 今后，所有无痛分娩相关的医务人员都需要提升自己，以确保无痛分娩的安全性。

何谓基础生命支持（图1）

基础生命支持（basic life support，BLS）是指在急救车或医务人员到场前的时间段内，对突然晕倒或窒息者等进行徒手急救的行为。因为该处置不需要专业的器械或药物，只要掌握了正确的急救知识与方法，不管是谁都能做。日本高级心血管生命支持（advanced cardiovascular life support，ACLS）协会等对 BLS 进行指导[1]。

基础生命支持与无痛分娩

一般情况下，无痛分娩中麻醉致死的病例是因为未能及时抢救全脊髓麻醉、局部麻醉药中毒等引起的呼吸骤停所造成的。因此施行无痛分娩的医疗机构，必须配备能够确保呼吸道通畅与进行呼吸管理的医务人员。但是，身处孕妇左右的助产士若能及时发现病情变化，并在等待医生救援期间实行急救措施，就能够为无痛分娩带来更多的安全性。笔者认为发现异常（呼吸骤停等）、要求救援的行为非常重要，因此在医院内积极推荐 BLS。但由 ACLS 来推行 BLS 则难度系数太大，会因为对于医务人员或医疗机构的负担太重而难以普及。

对无痛分娩进行管理的妇产科医生，今后最好一定要取得 J-CIMELS（日本母体急救系统普及协议会）的基本课程的结业书[2]。今后参加此课程的助产士应该也会越来越多。说不定为了参与无痛分娩而考取麻醉医生资格的产科医生也会出现（表1）。

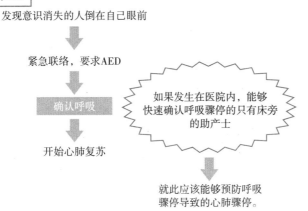

实际的BLS

发现意识消失的人倒在自己眼前

↓

紧急联络，要求AED

↓

确认呼吸

↓

开始心肺复苏

如果发生在医院内，能够快速确认呼吸骤停的只有床旁的助产士

↓

就此应该能够预防呼吸骤停导致的心肺骤停。

无痛分娩中，心率和血氧饱和度通过心率血氧仪测定，呼吸频率由床旁的助产士确认。

图1　基础生命支持（BLS）的流程

表1　管理无痛分娩的医务工作者的资格证

职务	需要取得的资格证
产科医生	妇产科专业医生 J–CIMELS 基础课程 （麻醉科标榜医生）
助产士	基础生命支持（BLS） （J–CIMELS 基础课程）
麻醉科医生	麻醉科专业医生

参考文献

[1] 日本 ACLS 协会. http://www.acls.jp/index.php.
[2] J-CIMELS（日本母体救命システム普及協議会）. http://www.j-cimels.jp.

致　谢

衷心感谢各位能够读完本书。本书是我写的第一本书。

可能有些读者也知道，我的职业履历非常特别。很希望各位能够了解我是从什么角度来看待无痛分娩，又是怀着怎样的心情来完成本书，因此请允许我介绍一下我的个人经历。

我于1997年从岛根医科大学（现名岛根大学）毕业后直接进入母校的妇产科开始工作学习。在医院麻醉科及新生儿重症监护室（NICU）分别接受了6个月的研修培训后，作为妇产科医生一直单独一人进行麻醉（1年6个月）。此后，因为对麻醉科的憧憬，决定于2005年2月转行做麻醉科医生。在接受圣隶滨松医院的麻醉技术培训后，又于2009年在国立成育医疗研究中心对无痛分娩进行了学习（大约1年时间）。2012年7月作为圣隶滨松医院的无痛分娩启动项目小组组长，在2015年治疗并管理了300余例无痛分娩病例。最初两年，因为制订了不管什么时候有人住院时都要给我打电话的规矩，所以曾在新加坡、悉尼、伦敦、夏威夷接过医院的电话。当年的工作虽说让我精疲力尽，但现在这些对我来说都变成了美好的回忆。

而我特别的职业履历仍在继续。我从2017年4月从圣隶滨松医院辞职后，自己开了一家名为LA Solutions的无痛分娩风险投资咨询股份有限公司。公司的名字"LA Solutions"的意思就是"解决（solution）"在"无痛分娩（Labor Analgesia）"中会出现的问题。开这家公司正是因为我想好好利用自己妇产科和麻醉科专业医生的双重身份，为社会作出贡献。现今以提高客户（诊所）实施无痛分娩的安全性为目标，不停地为了项目咨询与人才培养而奔走。同时，我还成功考入格洛比斯经营大学研究院，为了获得MBA学位，每天都在过着节奏紧张的生活。

实际上，我于2016年11月就已经完成了《无痛分娩实践指南》的大致构想。但在2017年4月，也就是半年后的日本妇产科学会的学术会议（在广岛举行）中，提出了关于无痛分娩的紧急提议时，我本打算放弃出版此书。但我最终认为越是在这种时候越要出版这本有助于提高无痛分娩安全性的书。于是我从2017年7月开始埋头写书，从9月底开始没日没夜地写书，终于迎来了今天。

现在我内心满怀对迄今为止遇见的所有人的感激之情。这些人不仅仅包括关注照顾我的人，不管是让我更好还是让我难过的所有人，我都想一一感谢。如果不是遇见这些人，我就不可能有现在的人生经历。而在与所有人的相遇中，最有传奇色彩的，就是与教授了我麻醉的魅力的小久保莊太郎医生（圣隶滨松医院咨询顾问）之间的相遇了。本次因为是本人第一次执笔著书，Medical View 编辑部的浅见直博先生给了我很多帮助。不仅在开始的新书策划中对我多加照顾，在写不下去时不停鼓励我，甚至还会为我提供写书的场地，为了这本书可以说是绞尽脑汁。如果没有浅见先生，我想我根本就无法完成本书的创作。再次表示诚挚的谢意！还有对于支持帮助过我的圣隶滨松医院全体妇产科医生（无痛守卫员）以及助产士们，在此也表示深深的感谢！另外，对于在面对我因为著书突然要去东京，或是在家族旅行时一直坐在电脑前的行为，虽然吃惊却全力支持我的妻子以及两个孩子也深表谢意！

如果本书能为提高无痛分娩的安全性作出贡献，能让所有无痛分娩的相关人员幸福开心，那就是我的莫大光荣了。

入驹愼吾
2018 年 3 月 眺望着富士山写下此文